Bases físicas e tecnológicas
PET e TC

Dados Internacionais de Catalogação na Publicação (CIP)
Jeane Passos Santana – CRB 8ª/6189

Dimenstein, Renato
Bases físicas e tecnológicas PET e TC / Renato Dimenstein, Dany Jasinowodolinski. – São Paulo: Editora Senac São Paulo, 2012. – (Série Apontamentos).

Bibliografia.
ISBN 978-85-396-0276-6

1. Tomografia – Diagnóstico por imagem 2. Tomografia computadorizada 3. Tomografia por emissão de pósitrons (PET) 4. Radiologia I. Jasinowodolinski, Dany. II. Título.

12-053s CDD-616.0757

Índice para catálogo sistemático:

1. Diagnóstico por imagem : Tomografia 616.0757

série apontamentos

Bases físicas e tecnológicas PET e TC

RENATO DIMENSTEIN
DANY JASINOWODOLINSKI

Editora Senac São Paulo – São Paulo – 2012

Editora Senac São Paulo
Conselho Editorial: Luiz Francisco de A. Salgado
Luiz Carlos Dourado
Darcio Sayad Maia
Lucila Mara Sbrana Sciotti
Jeane Passos Santana

Gerente/Publisher: Jeane Passos Santana (jpassos@sp.senac.br)
Coordenação Editorial: Márcia Cavalheiro Rodrigues de Almeida (mcavalhe@sp.senac.br)
Thaís Carvalho Lisboa (thais.clisboa@sp.senac.br)
Comercial: Jeane Passos Santana (jpassos@sp.senac.br)
Administrativo: Luís Américo Tousi Botelho (luis.tbotelho@sp.senac.br)

Edição de Texto: Vanessa Rodrigues
Preparação de Texto: Fernanda Umile
Revisão de Texto: Katia Cardoso, Ivone P. B. Grenitz (coord.), Leticia Castello Branco
Editoração Eletrônica: Flávio Santana
Impressão e Acabamento: Cromosete Gráfica e Editora Ltda.

Editora Senac São Paulo
Rua Rui Barbosa, 377 – 1º andar – Bela Vista – CEP 01326-010
Caixa Postal 1120 – CEP 01032-970 – São Paulo – SP
Tel. (11) 2187-4450 – Fax (11) 2187-4486
E-mail: editora@sp.senac.br
Home page: http://www.editorasenacsp.com.br

Sumário

Nota do editor

Muitas vezes utilizadas de forma auxiliar no diagnóstico por imagens, a tomografia por emissão de pósitrons (PET) e a tomografia computadorizada (TC) possuem bases físicas e tecnológicas diferentes. O conhecimento desses conceitos é fundamental para a obtenção de resultados precisos e para a mínima exposição possível do paciente à radiação.

Renato Dimenstein e Dany Jasinowodolinsk organizaram este livro a fim de apresentar separadamente os princípios de funcionamento dos equipamentos de PET e de TC. Para cada modalidade, primeiramente, são estabelecidas as bases físicas; depois, abordam-se as bases tecnológicas quanto a processos de emissão de radiação, mecanismos de detecção, sistemas de aquisição de imagens, processamento digital, fatores que afetam a qualidade dos resultados e dose de radiação.

Essa estrutura permite ao leitor contextualizar a teoria de modo que seja aplicada na sala de exame e reforça o compromisso do Senac São Paulo, referência em educação profissional, em contribuir para o aprimoramento da medicina diagnóstica.

Agradecimento

Ao Serviço de Medicina Nuclear do Hospital Israelita Albert Einstein, em São Paulo, pela cessão das imagens de PET.

Ao Serviço de Medicina Nuclear e de Imagens Fleury S/A, em São Paulo, pela ajuda na realização de simulações de imagens em tomografia computadorizada.

Ao Serviço de Imagem do Hospital do Coração, em São Paulo, pela disponibilização das imagens de reconstrução tomográficas.

À biomédica Solange Amorim Nogueira, do Hospital Israelita Albert Einstein, em São Paulo, pela ajuda com as imagens de controle de qualidade em PET.

Ao técnico em radiologia Marcos Neves, da Digimagem, em São Paulo, pelo auxílio nas simulações de imagens em TC.

A Luiz Augusto de Castro, da General Electric (GE) Sistemas Médicos, pela disponibilização das imagens dos equipamentos em PET.

A Sérgio Calvo, da Siemens Health Care, pela disponibilização das imagens em PET.

Aos físicos da equipe da empresa RAD, pelo empenho em auxiliar a finalização desta publicação.

Ao físico Júlio Martini, da empresa Martini & Science, pela disponibilização das imagens dos simuladores de PET.

Ao biomédico Ilan Grunkraut, da Philips, pela disponibilidade de textos sobre redução de dose em TC.

À equipe da Editora Senac São Paulo, pela imensa paciência com os autores e pelo trabalho incansável na elaboração de um título da Série Apontamentos.

Finalizando, ao doutor Henrique M. Lederman, professor titular da Universidade Federal de São Paulo e médico radiologista do Grupo de Apoio ao Adolescente e à Criança com Câncer (Graacc), em São Paulo, pelo prefácio e o pelo estímulo ao desenvolvimento desta publicação.

Prefácio

Nos últimos anos, Renato Dimenstein e Dany Jasinowodolinsk acompanharam e registraram, em notas diversas, a evolução tecnológica pela qual passou a tomografia computadorizada (TC). O presente livro reúne essas anotações e capítulos sobre Tomografia por Emissão de Pósitrons (PET), reflexo da importância desse método hoje na medicina diagnóstica.

Os autores descrevem as bases físicas e tecnológicas em PET e TC separadamente. Para cada uma, são estabelecidos os conceitos de física, a fim de fundamentar as tecnologias das duas modalidades. Dimenstein e Jasinowodolinsk abordam, ao longo dos capítulos, os processos de emissão de radiação, os mecanismos de detecção, os sistemas de aquisição de imagens, o processamento digital e os fatores que afetam a qualidade das imagens, bem como os aspectos relativos à dose de radiação.

Ainda que este livro seja relacionado aos aspectos físicos em PET e TC, a ênfase do conteúdo não está nas descrições e equações matemáticas, mas na contextualização de forma prática dos efeitos físicos que afetam a qualidade e a dose de radiação. Este se constitui no grande mérito da presente publicação, pois permite à comunidade de radiologia correlacionar as bases físicas com os aspectos tecnológicos de maneira simples e objetiva. Este é um livro indicado para médicos radiologistas e nucleares que desejam aprimorar seus conhecimentos sobre essa tecnologia, bem como os residentes, graduados e técnicos.

Conhecendo bem Dimenstein e Jasinowodolinsk e o trabalho de cada um deles – inclusive convidei-os para participarem da estruturação do serviço de imagem do Fleury, em São Paulo –, aceitei, com prazer, fazer este prefácio. Trata-se de uma obra escrita por profissionais que se destacam, na área médica, pela visão prática e pela facilidade em transmitir seus conhecimentos aos radiologistas.

Dr. Henrique M. Lederman
Professor titular da Universidade Federal de São Paulo (Unifesp)
Médico radiologista do Grupo de Apoio ao Adolescente e à Criança com Câncer (Graacc), São Paulo

1 Tomografia computadorizada: bases físicas

A tomografia computadorizada (TC) utiliza um conjunto composto por um tubo de raios X, gerador e detectores de radiação. Esses itens giram simultaneamente dentro da moldura circular do *gantry* no processo de formação da imagem.

A radiação emitida a cada posição do tubo e da mesa forma projeções de dados, as relativas à atenuação da radiação pelo paciente. O sinal de cada detecção é digitalizado e transformado em valores numéricos para o processamento computacional.

Fisicamente, as imagens reconstruídas representam um mapa da atenuação da radiação pelos tecidos, que são visualizados dentro de uma escala de contraste. Isso é utilizado para o diagnóstico por imagens.

Para a compreensão do processo de formação das imagens tomográficas, é necessário estabelecer as bases físicas quanto à emissão, atenuação e detecção da radiação e ao processamento digital. A correlação entre esses princípios físicos e as bases tecnológicas aplicadas à TC (descritas nos próximos capítulos) permite estabeler os fundamentos dos processos de aquisição de imagens, fatores que afetam a qualidade e a dose de radiação.

Emissão da radiação

A radiação eletromagnética é obtida a partir de uma diferença de potencial que chamamos de **kVp**. Ela é aplicada entre o cátodo e o ânodo, que são inseridos em um tubo mantido a vácuo. A corrente elétrica emitida pelo filamento catódico em direção ao alvo anódico é expressa em termo de **mA**. A desaceleração dessa corrente produz a radiação de fretamento na forma de fótons de raios X. A produção de raios X é ilustrada na figura 1.

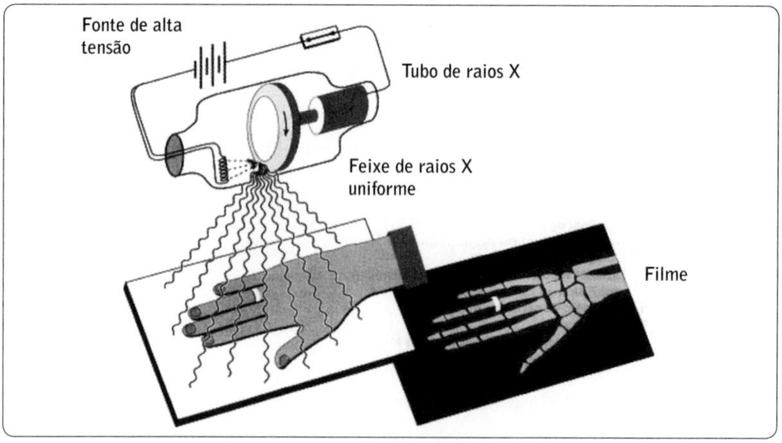

FIGURA 1 – A PRODUÇÃO DE RAIOS X.
Fonte: Renato Dimenstein e Thomaz Ghilardi Netto, *Bases físicas e tecnológicas aplicadas aos raios X* (3ª ed. São Paulo: Editora Senac São Paulo, 2002), p. 47.

O espectro de radiação emitido pelo tubo de raios X é constituído por fótons com diferentes energias, sendo a máxima determinada pelo kVp. A seleção desse parâmetro influencia a energia e a quantidade de fótons produzidos pela ampola. Alterando-se 12,5% na tensão, por exemplo, de 70 kVp para 80 kVp, são produzidos feixes mais penetrantes e 26% a mais de fótons. Isso ocorre porque a intensidade da radiação é aproximadamente proporcional à variação da tensão (kVp^2), ou seja, $1.125^2 = 1{,}26$.

Quando da emissão de radiação, também estão presentes no espectro de raios X os fótons de baixa energia, que não contribuem para a formação da imagem. Na saída do tubo são inseridas finas lâminas de alumínio e/ou cobre de forma que os fótons de baixa energia, que apenas irradiam desnecessariamente o paciente, sejam removidos do feixe. Esse processo de filtração adicional tem como resultado um aumento da energia média, tornando o feixe de radiação mais penetrante e reduzindo-se a exposição do paciente à radiação.

O produto da corrente de filamento pelo tempo de exposição é denominado **mAs** e determina a quantidade dos fótons de raios X emitidos pelo tubo. O aumento do parâmetro de mAs é linear à quantidade de fótons emitidos pelo tubo, porém a energia do espectro de radiação não é alterada.

A geometria do feixe de radiação transmitida ao paciente se dá na forma de um leque. Isso é determinado pela abertura de um conjunto de lâminas paralelas de chumbo, chamado colimação. A seleção da abertura do colimador determina a largura do feixe, definindo a espessura do corte tomográfico. A variação da abertura do colimador tem influência na qualidade da imagem, pela modificação da quantidade de fótons detectados. A escolha da colimação quando da aquisição da imagem modifica a quantidade de fótons emitidos pelo tubo de raios X, embora a energia da radiação não seja alterada.

Esses conceitos físicos quanto à emissão de radiação são importantes, pois, quando da seleção da técnica tomográfica para a realização dos exames, os parâmetros técnicos de aquisição de imagens quanto a kVp, mAs e colimação determinarão a qualidade das imagens, bem como a dose de radiação recebida pelo paciente. As relações de qualidade *versus* dose serão discutidas nos capítulos 4 e 5.

Interação da radiação

A interação dos fótons de raios X, para a faixa de energia empregada na tomografia, resulta na absorção e/ou no espalhamento da radiação pelos tecidos. A figura 2 ilustra os mecanismos de interação das radiações.

Quando os fótons interagem com os elétrons das camadas mais internas do átomo, principalmente na camada k, prevalece a absorção da radiação no tecido. Esse mecanismo de interação das radiações é chamado **efeito fotoelétrico**. A probabilidade de ocorrer esse tipo de interação depende da energia da radiação e do número atômico do tecido submetido à exposição de raios X.

No mecanismo de interação, quando os fótons transferem apenas parcialmente a sua energia para elétrons das camadas mais periféricas, pode ocorrer o espalhamento do fóton e do elétron. É o **efeito Compton**. O espalhamento independe do número atômico do tecido, apenas da energia da radiação emitida.

Para as energias maiores do que 1,02 MeV, a interação não ocorre mais com os elétrons orbitais, mas com o núcleo. Esse mecanismo de interação da radiação com a matéria é chamado **produção de pares**, que constitui a base da tomografia por emissão de pósitrons (PET, de *Positron Emission Tomography*).

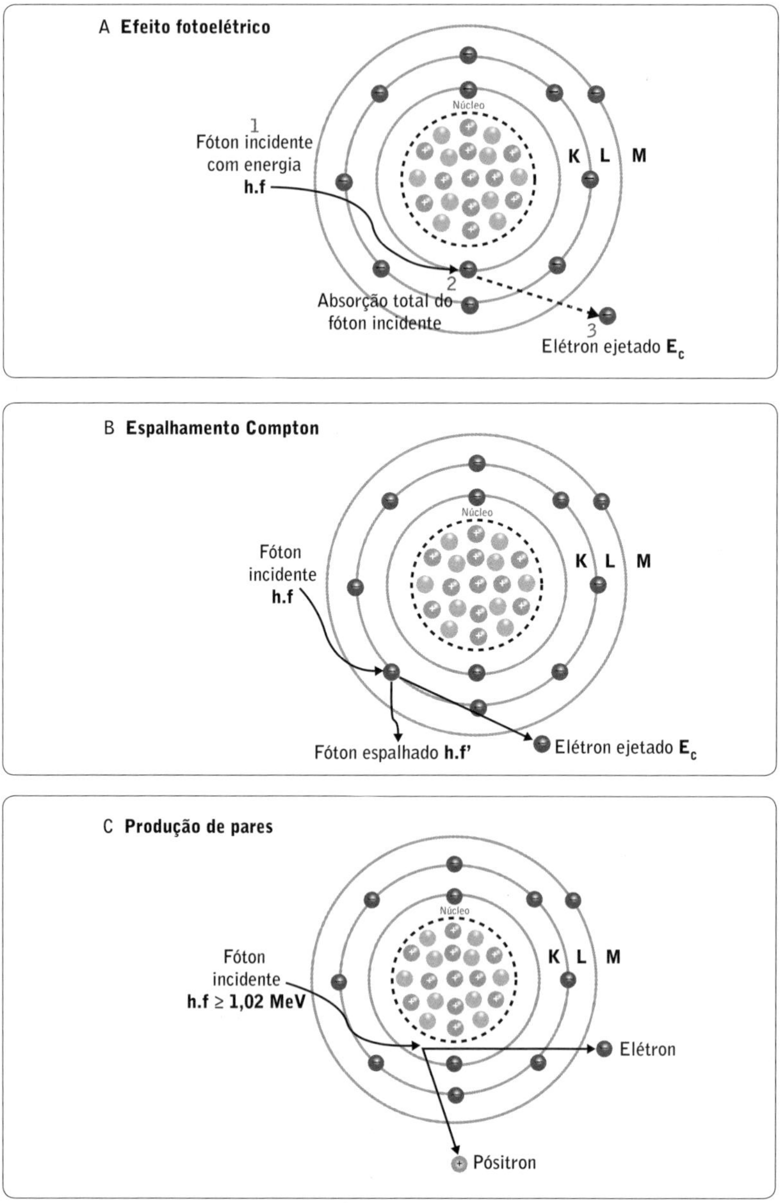

FIGURA 2 – MECANISMOS DE INTERAÇÃO DA RADIAÇÃO DOS FÓTONS COM A MATÉRIA. (A) EFE. (B) COMPTON. (C) PRODUÇÃO DE PARES.

Ao longo deste livro, utilizaremos os conceitos de interação das radiações e sua dependência com a energia do feixe, seja no processo de detecção de radiação, no processamento do sinal, na qualidade da imagem e na dose de radiação. Portanto, esta é uma das bases físicas fundamentais e permite a compreensão das bases tecnológicas aplicadas à TC.

Atenuação da radiação

A imagem tomográfica é uma representação da atenuação da radiação de um objeto. A capacidade da redução da intensidade da transmissão do feixe pelo tecido caracteriza o processo de atenuação. Essa redução da intensidade está associada às propriedades de densidade e espessura do objeto irradiado, bem como à energia da radiação emitida pelo tubo de raios X.

A dependência da atenuação para com a energia da radiação pode ser verificada, por exemplo, quando da seleção de maiores valores de KVp. Nessas situações, observa-se uma diminuição da capacidade dos tecidos em atenuar a radiação. Com isso, verifica-se um aumento da transmissão dos fótons pelos tecidos, resultando em uma quantidade maior de fótons que alcançam o sistema de detecção do equipamento tomográfico.

A capacidade de atenuação também está relacionada às características dos tecidos, pois, quanto maior a densidade do tecido irradiado, maior será o grau de atenuação e, assim, menor será a porcentagem de fótons transmitidos e que alcançam os sistemas de detecção (figuras 3 e 4).

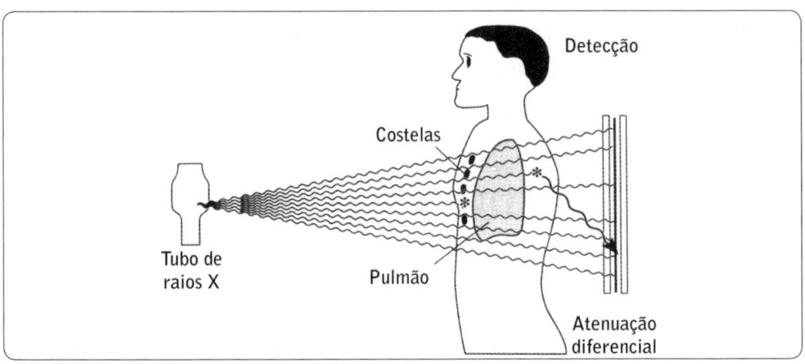

FIGURA 3 – MECANISMOS DE INTERAÇÃO DA RADIAÇÃO.
Fonte: Renato Dimenstein e Thomaz Ghilardi Netto, *Bases físicas e tecnológicas aplicadas aos raios X*, cit., p. 67.

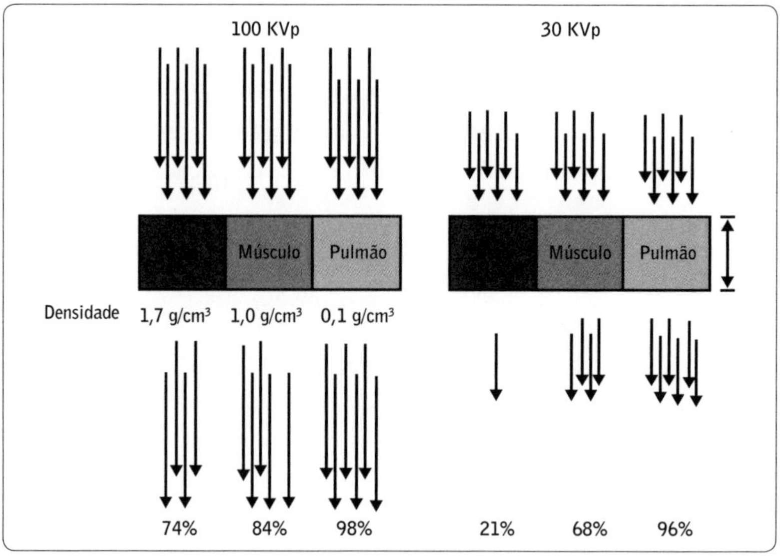

FIGURA 4 – INTENSIDADE DA TRANSMISSÃO DA RADIAÇÃO EM FUNÇÃO DA ENERGIA E DA DENSIDADE DO TECIDO.

Em termos físicos, o processo de redução de transmissão do feixe ao passar pelo tecido é expresso pelo **coeficiente de atenuação linear** (μ). Esse coeficiente indica quanto do feixe foi removido ao atravessar 1 cm de determinado objeto. Por essa razão, o valor de μ é expresso em termos de cm^{-1}. É importante entender que existe um valor específico de μ para cada energia da radiação e tipo de tecido.

Em tomografia, a intensidade de fótons emitidos pelo tubo e que atingem os sistemas detectores é descrita pela **equação de Lambert-Beer**. A intensidade da radiação detectada (I) é uma função da quantidade de fótons emitidos pelo tubo (I_0). Esta equação também é expressa em função da espessura (x) do tecido irradiado, que apresenta uma determinada capacidade de remover os fótons do feixe (μ), sendo: $I = I_0 e^{-\mu x}$

A determinação do valor de μ de cada tecido constitui um dos fundamentos físicos essenciais no processo tomográfico. A redução da intensidade do feixe ao passar por um tecido é ilustrada de forma simplificada na figura 5.

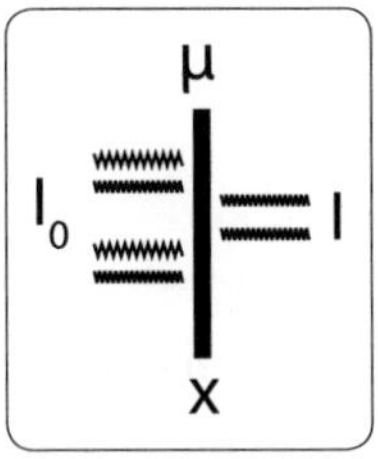

FIGURA 5 – ILUSTRAÇÃO DA EQUAÇÃO DE LAMBERT-BEER.

Quando da aquisição das imagens tomográficas, os valores de μ são determinados em função da equação de Lambert-Beer para os diferentes tecidos, nas diversas posições da detecção da radiação. Esses valores de atenuação são matematicamente calculados pelo computador, sendo realizadas as seguintes etapas:

1. A seleção da espessura de corte tomográfico determina o valor da variável x.
2. As intensidades dos fótons emitidos I_0 e detectados (I) são obtidas pelos sistemas de detecção do tomógrafo.
3. Os componentes eletrônicos do equipamento aplicam uma amplificação de forma logarítmica relativa às leituras (I_0/I).
4. O **coeficiente de atenuação linear** é calculado pelo computador como $\mu = (\ln I_0/I)/x$.

Cada objeto submetido à varredura (*scan*) apresenta uma capacidade diferencial de atenuação. Os valores de μ que estão listados na tabela I são relativos aos diferentes tecidos e energias. Assim, um mapa de atenuação é estabelecido a cada projeção de dados adquiridos no processo tomográfico. Portanto, os valores de atenuação calculados contribuirão na formação de uma escala de contraste para o diagnóstico por imagens. É importante notar que, na tabela I, com o aumento da energia da radiação, a capacidade de remoção do feixe é menor, e um outro valor de atenuação é associado ao tecido.

TABELA I – VALORES DO COEFICIENTE DE ATENUAÇÃO LINEAR PARA DIFERENTES ENERGIAS

Energia (keV)	μ (cm^{-1}) água	μ (cm^{-1}) osso
60	0,206	0,528
73	0,190	0,380

Fonte: adaptada de Euclid Seeram, *Computed Tomography: Physical Principles, Clinical Applications and Quality Control* (3ª ed. St. Louis: Saunders/Elsevier, 2009), p. 94.

Escala de contraste

A cada conjunto de atenuações da radiação com o paciente forma-se uma projeção de dados. Esses dados são relativos às detecções para determinada angulação do tubo e da posição da mesa.

Em cada projeção é determinado o valor da atenuação do tecido (μ_t), de acordo com a equação de Lambert-Beer. O valor obtido de atenuação do tecido (μ_t) é comparado ao coeficiente de atenuação linear da água (μ_a).

As atenuações dos diferentes tecidos formam uma escala de contraste, conhecida como **unidades de Hounsfield** (HU, de *Hounsfield Unit*) é expressa como:

$$HU = k\,[(\mu_t - \mu_a) / \mu_a]$$

A escala tomográfica relativa às atenuações apresenta um fator de contraste k = 1.000. Isso significa que os valores de densidade tomográfica dos tecidos (HU) estão situados entre +1.000 e -1.000.

Os materiais que atenuam mais do que a água – por exemplo, os tecidos musculares e os ossos – apresentam valores positivos. No caso de menores atenuações, como o ar, os valores são negativos (tabela II).

TABELA II – VALORES DO NÚMERO DE HU PARA OS DIFERENTES ELEMENTOS

MATERIAL	HU
Ar	- 1.000
Pulmão	- 800
Gordura	- 90
Água	0
Músculo	+ 50
Osso	+ 1.000

Fonte: adaptada de Euclid Seeram, *Computed Tomography: Physical Principles, Clinical Applications and Quality Control*, cit., p. 95.

Por exemplo, os valores de μ para água e osso são, respectivamente, 0,19 cm^{-1} e 0,38 cm^{-1}. Utilizando a escala de contraste, o valor de HU do osso é determinado, computacionalmente, como:

$$HU_{osso} = 1.000\,[(\mu_o - \mu_a)/\,\mu_a] = 1.000\,[(0,38 - 0,19)/0,19] = HU_{osso}$$
$$= 1.000\,[0,19/0,19] = 1.000$$

No processo de aquisição das imagens, as projeções das atenuações a cada posição da mesa de exames e da angulação do tubo de raios X são determinadas pelos sistemas de detecção, que são associados ao computador. Dessa forma, uma escala de contraste com diferentes níveis é utilizada na formação da imagem. A diferenciação da atenuação visualizada no monitor permite ao médico radiologista o diagnóstico por imagens (figura 6).

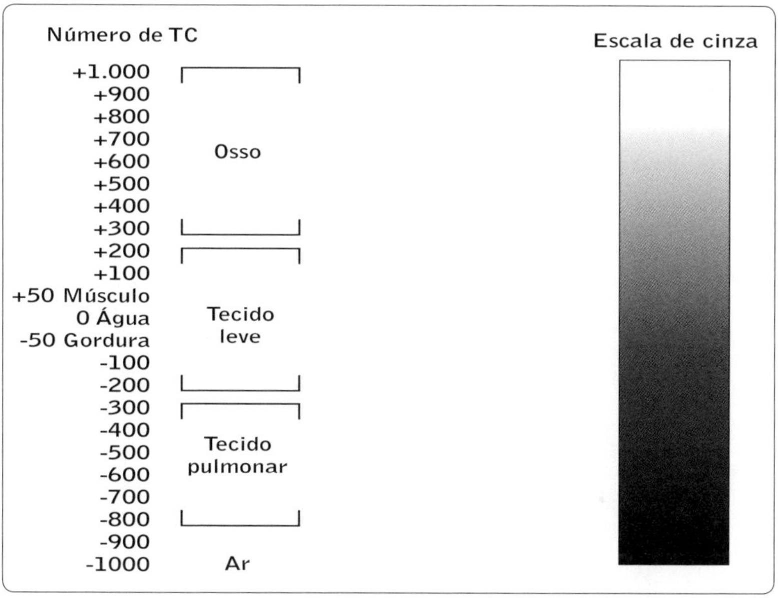

FIGURA 6 – ESCALA DE CONTRASTE.

Formação da imagem

O equipamento de tomografia consiste no conjunto formado por um tubo de raios X, um gerador de potência e bancos de detectores. Esses sistemas movimentam-se conjuntamente dentro da moldura do equipamento, chamada *gantry*. Associados a eles estão os diversos circuitos eletrônicos e o computador.

O tubo e os detectores estão posicionados em direções opostas, com o paciente deitado na mesa na porção central do *gantry*, correspondendo ao isocentro. Após a emissão de radiação em uma geometria de um leque, os fótons que atravessam o paciente são transmitidos ao sistema de detecção.

Os sinais coletados formam as projeções de dados relativas à atenuação da radiação pelos tecidos. Tais dados são enviados pelos circuitos eletrônicos ao computador, para reconstrução e processamento da imagem digital.

A interface entre os detectores e o computador é realizada por canais eletrônicos chamados **DAS** (de *Digital Aquisition System*). As informações das projeções detectadas são transformadas em sinais elétricos por **tubos fotomultiplicadores** (**PMTs**, de *Photomultiplier Tube*). O sinal elétrico, que é analógico, é convertido em sinal digital (binário) por um conversor (**ADC**, de *Analogue-to-Digital Converter*) (foto 1 e figura 8).

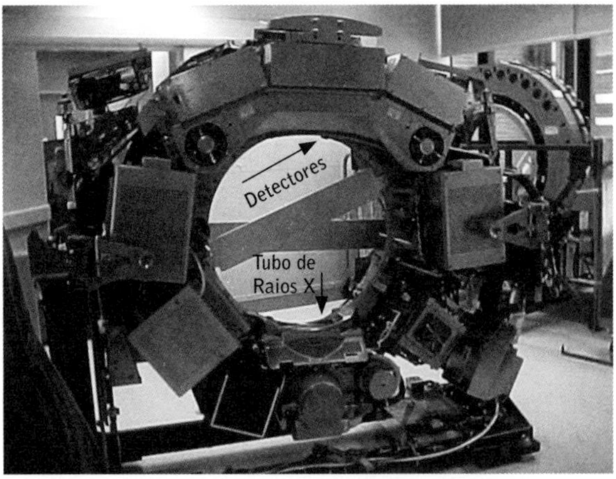

FOTO 1 – VISÃO INTERNA DE UM EQUIPAMENTO DE TC.
Fonte: imagem cedida pelo Serviço de Medicina Nuclear do Hospital Israelita Albert Einstein, São Paulo.

Digitalização da imagem

Após a radiação ser detectada, o sinal produzido é captado por circuitos eletrônicos. Para ocorrer o processamento digital, um conversor analógico digital (ADC) transforma o sinal da saída dos DAS em números binários (zero ou um). No processo de digitalização, ocorre a divisão dos dados da atenuação em matrizes, caracterizando-se a imagem digital como um arranjo de números inteiros que representam a atenuação da radiação (figura 7).

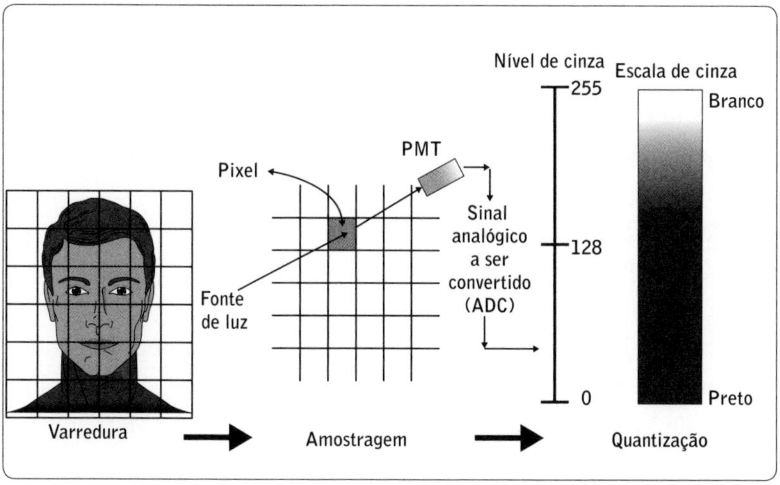

FIGURA 7 – DIGITALIZAÇÃO COM A FORMAÇÃO DA ESCALA DE CINZAS.

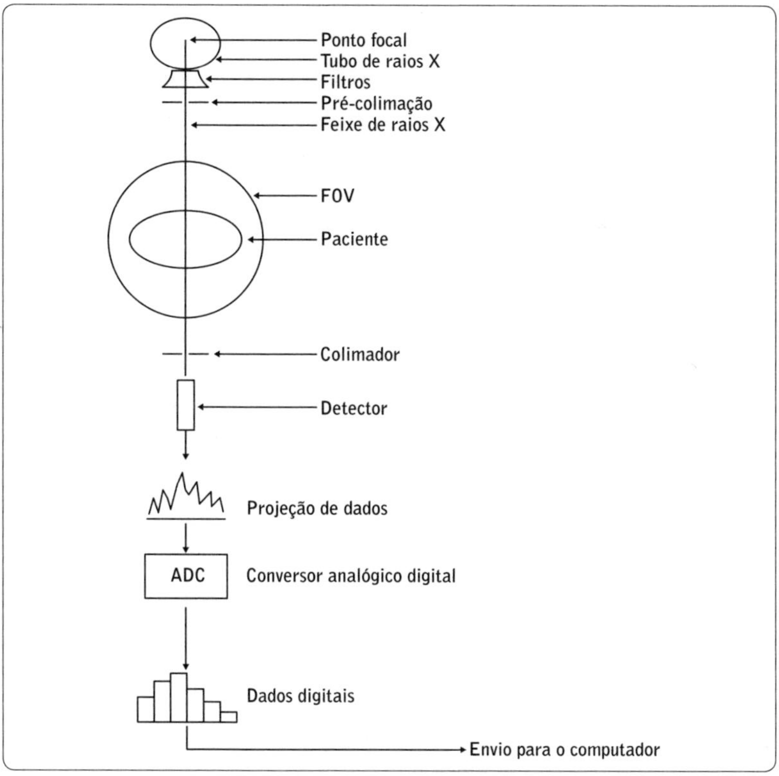

FIGURA 8 – SISTEMA ELETRÔNICO DE DETECÇÃO.

Pixel e Voxel

Os dados das projeções da atenuação são armazenados em matrizes constituídas por linhas e colunas em que cada elemento de pintura é chamado **pixel**. O número de linhas e colunas caracteriza o tamanho da matriz da coleção de dados.

O tamanho da imagem digital é determinado pela seleção do campo de visão (FOV, de *Field of View*) e pelo tamanho da matriz utilizado na aquisição. Quanto maior a matriz, menor será o tamanho do pixel e melhor será a resolução da imagem. Um estudo tomográfico – por exemplo, TC de crânio – utiliza parâmetros de FOV de 250 mm e matriz de 512^2. O tamanho do pixel é dado por: FOV/Matriz; nesse caso, portanto, é de 0,5 mm (250/512).

O pixel é inserido dentro de um elemento de volume ou **voxel**. O tamanho desse depende da espessura do corte, da matriz e do FOV selecionados para a aquisição da imagem tomográfica. Quando as dimensões de comprimento, largura e altura do voxel são iguais, isso descreve um cubo perfeito, ao qual chamamos **imagem isotrópica** (figura 9).

De acordo com a quantidade de radiação associada a cada pixel é estabelecido determinado nível de brilho na imagem, sendo assinalados números inteiros, positivos, zero ou negativos. O valor zero representa o preto; 255, o branco; e os números intermediários, entre zero e 255, representam os demais tons de cinza.

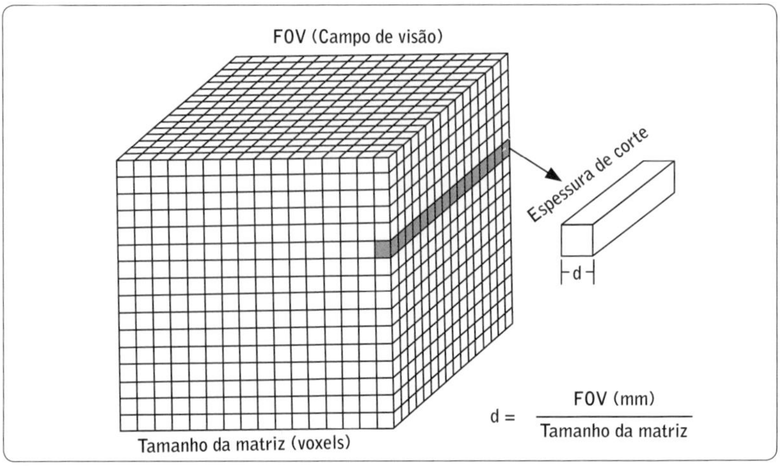

FIGURA 9 – VOXEL.

A quantidade de radiação detectada pelo sistema tomográfico é representada em cada voxel dentro de uma escala de nível de cinza, com uma correspondência precisa quanto à localização do pixel na matriz (figura 10).

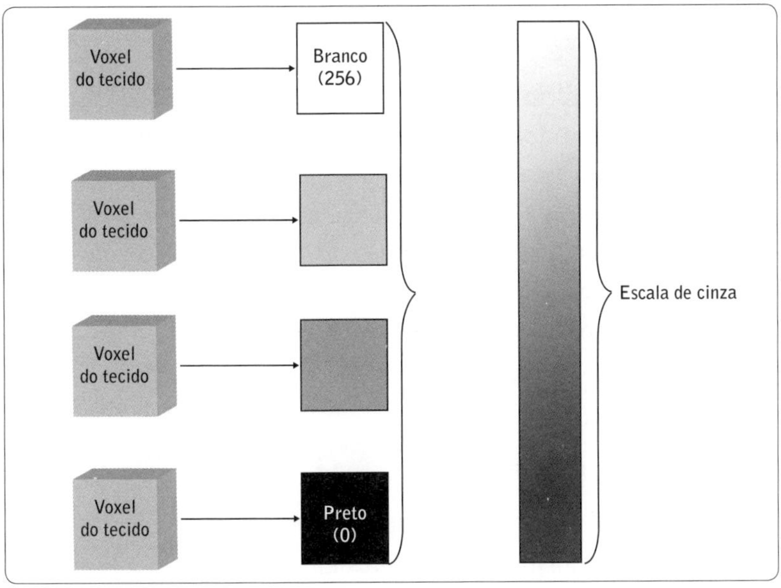

FIGURA 10 – ESCALA DE CINZA.

Cada pixel pode apresentar uma variedade de tons de cinza. O número de níveis de cinza, ou profundidade, em cada pixel é 2^n, onde n é o número de dígitos binários (bits). Atualmente, a imagem tomográfica pode ter até 2.048 níveis de cinza, com 12 bits por pixel. O tamanho da matriz *versus* a profundidade (pixels/bit) determina o tamanho da imagem digital. Para uma matriz 512^2 com 12 bits, a informação gerada pode ultrapassar 20 MBytes, ou até mais, dependendo da técnica selecionada para o exame.

Após a etapa de digitalização é necessária a aplicação de algoritmos de pré-processamento para a correção dos dados obtidos durante a detecção. O sistema eletrônico verifica se todos os detectores estão dentro do desvio padrão predeterminados pelo fabricante. Também são executadas nessa etapa de pré-processamento as correções quanto aos períodos de tempo em que um detector permanece insensível à detecção (tempo morto), bem como a subtração do sinal de referência do detector com relação ao ar. Em resumo, essa etapa do processo tomográfico consiste na reformatação dos dados da aquisição.

Processamento da imagem

Finalizada a reformatação dos dados, inicia-se a reconstrução da imagem por algoritmos específicos. Os dados obtidos durante a aquisição apresentam uma localização com coordenadas espaciais, que devem ser modificadas para coordenadas de frequência. Nessa fase, são aplicadas as operações matemáticas de convolução com filtros Kernel. Após a reconstrução da imagem tomográfica algoritmos de pós-processamento, são utilizados para mudanças de nível de cinza e reformatação das imagens em outros planos.

Algoritmos de reconstrução

O processo de reconstrução consiste em transformar os dados da atenuação coletados pelos detectores em imagens seccionais. Esse método pode ser obtido por diferentes algoritmos, como métodos algébricos, retroprojeção, métodos iterativos ou analíticos.

A primeira técnica de reconstrução foi aplicada na solução de problemas em astronomia por Johann Radon (1917). Técnicas similares foram utilizadas por William Oldendorf (1961) e David Kuhl e Roy Edwards (1963) em tomografia e na medicina nuclear, respectivamente. No começo dos anos 1970, Godfrey Hounsfield, no primeiro equipamento de tomografia, utilizou algoritmos algébricos de reconstrução.

Método de retroprojeção (BP)

Os dados detectados são registrados dentro dos voxels, para as posições do tubo e da mesa. A cada coleção de dados formam-se projeções. Para reconstruir a imagem, cada voxel deve ser visualizado em diferentes direções. É necessário um conjunto completo de projeções, a cada 1 grau de rotação ou menor, ao redor da secção de corte. Por esse método as projeções opostas são somadas, daí o nome de retroprojeção (figura 11).

O método é simples e rápido e utiliza a ferramenta matemática da **transformada de Fourier (TF)**, para uma mudança de coordenadas espaciais (x e y) para o domínio de frequência (ciclos/s). Por meio da TF divide-se o sinal detectado em funções de senos e cossenos, com diferentes frequências e amplitudes. Para que as imagens sejam visualizadas no monitor, é necessário retornar os dados em domínio espacial, pela aplicação da TF na forma inversa.

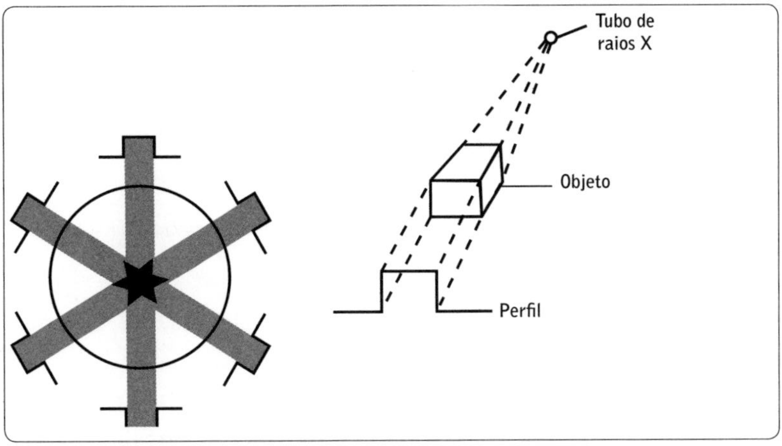

FIGURA 11 – ALGORITMO DE RETROPROJEÇÃO (BP).

Método analítico (BPF)

A aplicação do **algoritmo de retroprojeção (BP)** descrito anteriormente introduz uma degradação na qualidade da imagem. Portanto, torna-se necessária a realização de uma operação matemática chamada de convolução. Essa operação digital é utilizada para minimizar a degradação da imagem. A maioria dos equipamentos de tomografia utiliza esse método de reconstrução de imagens.

A operação de convolução é obtida pela multiplicação dos perfis de atenuação da radiação detectados pelo sistema tomográfico durante a aquisição de imagens. Essa operação é realizada por filtros matemáticos, de forma a modificar o histograma do sinal a ser processado digitalmente. Esses filtros, chamados Kernel, são aplicados em conjunto com os algoritmos de retroprojeção, de acordo com a figura 12.

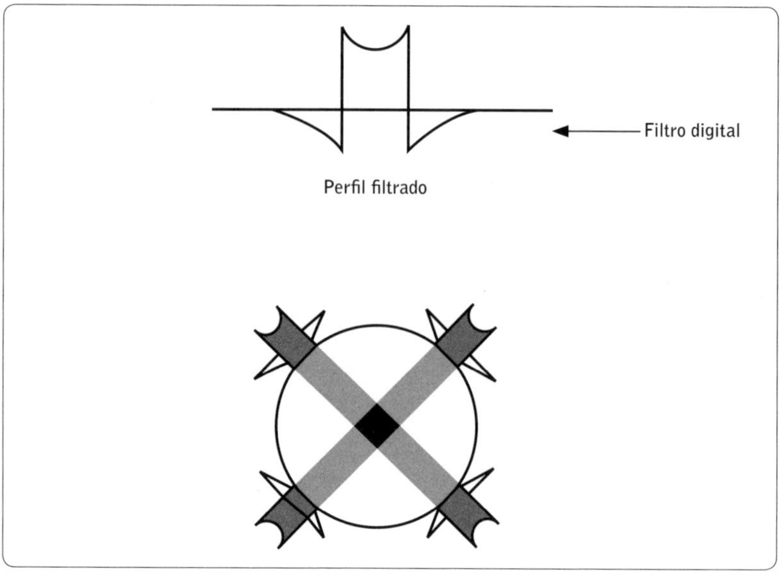

FIGURA 12 – RECONSTRUÇÃO DE IMAGEM COM RETROPROJEÇÃO FILTRADA (BPF).

Nesse tipo de processamento digital, as projeções são somadas; assim, as componentes positivas e negativas são canceladas. Com isso, produzem-se imagens livres de borramento. Esse método de reconstrução também é chamado de **retroprojeção filtrada (BPF)**.

Quando da escolha da técnica de aquisição de imagens, o operador do equipamento seleciona o tipo de algoritmo de reconstrução (*Kernel*), que, dependendo do fabricante, terá uma nomenclatura específica. Por exemplo, *smooth*, *standard*, *bone*, etc.

Métodos iterativos

Nesse método, inicialmente se realiza uma pressuposição de determinado valor da medida de detecção – por exemplo, que todos os pontos dentro de uma matriz tenham o mesmo valor. Depois, são feitas comparações entre os valores medidos com as premissas iniciais. Em seguida, realizam-se correções, para verificar se existe a concordância. Tal método é repetido por diversas vezes, até que o valor pressuposto tenha o mesmo valor do que foi medido – ou, pelo menos, que esteja dentro dos limites aceitáveis.

Existem diferentes categorias em que são classificados os algoritmos algébricos, por exemplo, ART (de *Algebric Reconstruction Techniques*), SIRT (de *Simultaneous Iterative Reconstructive Technique*) e SART (de *Simultaneous Algebric Reconstruction Technique*).

Os métodos iterativos recentemente vêm sendo disponibilizados pelos fabricantes de equipamentos para a reconstrução de imagens, o que permite aquisições tomográficas com menor nível de ruído das imagens. Portanto, é possível o emprego de técnicas de exames que utilizem menores doses de radiação. Para a rapidez de reconstrução de imagens por processos iterativos, é necessário um sistema computacional diferenciado, e, portanto, o custo ainda pode ser considerado um fator limitante.

Algoritmos de pós-processamento

Após a reconstrução, inicia-se a fase do pós-processamento, com o emprego de algoritmos específicos na manipulação de imagens, seja quanto às operações de domínio espacial na alteração dos níveis de cinza ou quanto à reformatação dos planos da imagem.

As imagens tomográficas são visualizadas em fatias, correspondentes às secções de corte (*slice*), que contêm as informações da atenuação da radiação, com coordenadas espaciais de posição (x e y) para as posições do tubo e mesa. As diferenças entre os valores de atenuação da radiação dos tecidos correspondem a uma escala de cinza que pode ser modificada com os algoritmos em uma operação pontual pixel a pixel, ou por conjunto de pixel dentro da matriz.

JANELAS E NÍVEL

Essa técnica é bastante utilizada no dia a dia da tomografia e corresponde ao mapeamento dos níveis de cinza. O programa computacional utiliza tabelas de visualização (LUTs, de *Look Up Table*), as quais permitem a modificação do brilho da imagem pela modificação do histograma dos valores dos pixels.

É possível manipular o nível de contraste das imagens no monitor pela simples e corriqueira movimentação do mouse, ou por teclas pré-programadas. Essa operação permite alterar a largura da janela (*window width*, ou WW), e o centro do nivelamento da janela (*window level*, ou WL), das imagens visualizadas no monitor.

Os valores de WW e WL podem ser modificados em relação ao contraste e ao brilho da imagem, dentro da escala de HU (+1.000 até -1.000), porém o valor da atenuação do tecido é sempre o mesmo.

As fotos 2, 3, 4 e 5 trazem cortes tomográficos com diferentes parâmetros de WW e WL.

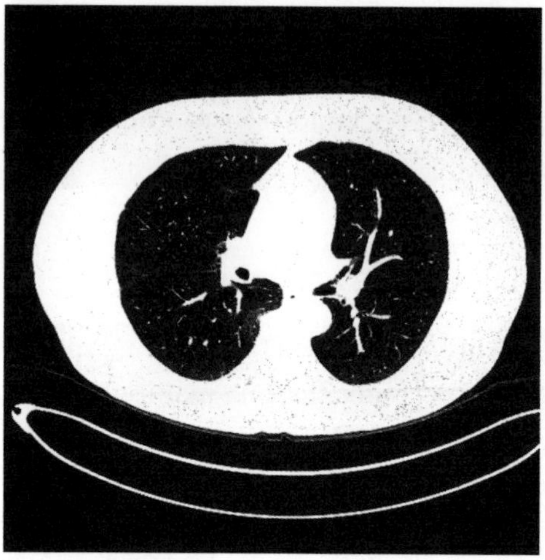

FOTO 2 – WW = 1.200; WL = - 800.
Fonte: imagem cedida pelo Hospital do Coração, São Paulo.

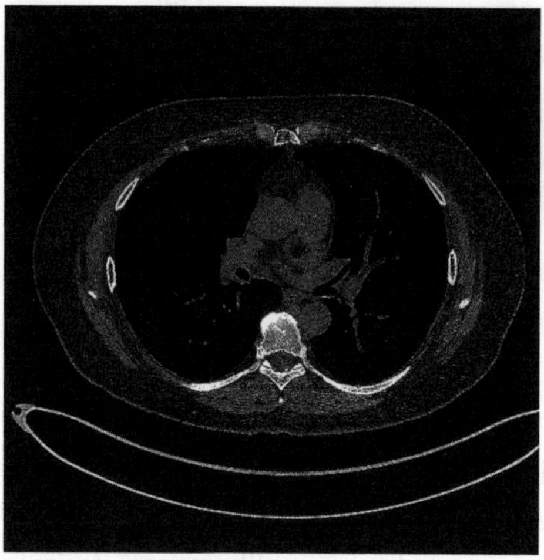

FOTO 3 – WW = 600; WL = 70.
Fonte: imagem cedida pelo Hospital do Coração, São Paulo.

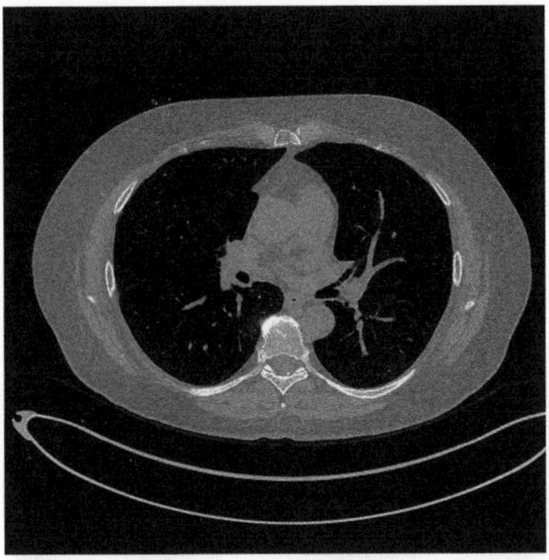

FOTO 4 – WW = 2.000; WL = - 800.
Fonte: imagem cedida pelo Hospital do Coração, São Paulo.

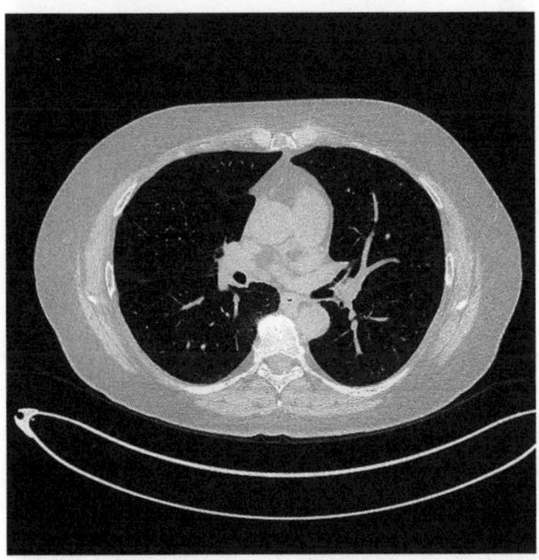

FOTO 5 – WW = 2.000; WL = - 400.
Fonte: imagem cedida pelo Hospital do Coração, São Paulo.

REFORMATAÇÃO

Corresponde à mudança do plano axial da imagem para outros planos, por exemplo, o sagital, o coronal e o oblíquo. O algoritmo de reformatação corresponde ao "empilhamento" da imagem tomográfica. Quando é aplicado o algoritmo nas direções y e z, isso permite que a imagem reconstruída seja visualizada no plano sagital. Quando aplicado nas direções x e z, a mudança do plano axial será para o corte coronal. E, se for aplicado das direções x e y da imagem axial, haverá o corte oblíquo (fotos 6, 7 e 8).

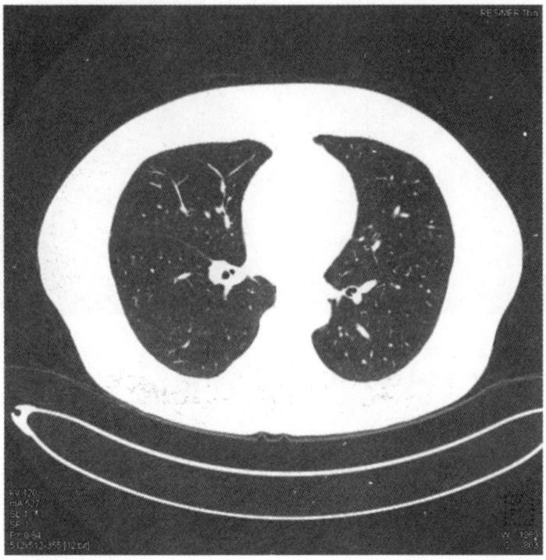

FOTO 6 – PLANO AXIAL.
Fonte: imagem cedida pelo Hospital do Coração, São Paulo.

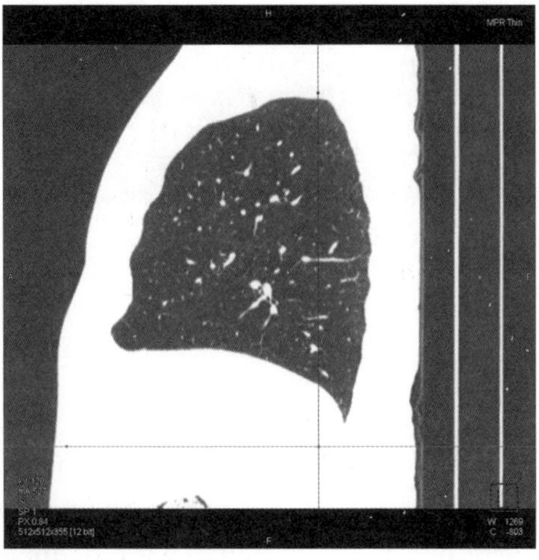

FOTO 7 – PLANO SAGITAL.
Fonte: imagem cedida pelo Hospital do Coração, São Paulo.

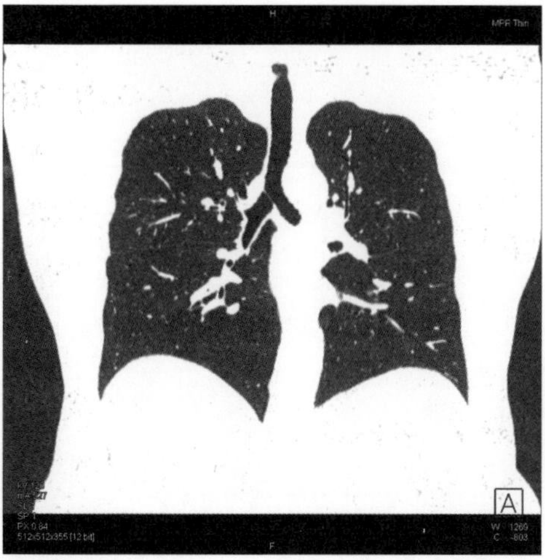

FOTO 8 – PLANO CORONAL.
Fonte: imagem cedida pelo Hospital do Coração, São Paulo.

As imagens reformatadas também podem ser visualizadas quanto à sua intensidade de projeção. No caso do método da **Máxima Intensidade de Projeção (MIP)**, somente o valor máximo é detectado ao longo de cada comprimento do raio e "retido" pelo computador. De modo similar, o método de mínima intensidade envolve a detecção de valores mínimos ao longo da trajetória do raio.

2 Tomografia computadorizada: bases tecnológicas

A tomografia é um método que utiliza a detecção de raios X associados a computadores na reconstrução de imagens. O equipamento é composto por um tubo emissor de radiação, pelo gerador e sistemas eletrônicos de detecção. Esse conjunto gira dentro do *gantry*, em uma moldura circular.

Após a radiação ser transmitida ao paciente, os fótons são detectados por pequenos elementos sensores associados a dispositivos eletrônicos. O sinal produzido é transformado em corrente elétrica e enviado por sistemas de aquisição digital para a reconstrução e o processamento da imagem.

Inicialmente, os equipamentos de TC utilizavam tecnologias sequenciais, com o tubo de raios X movimentando-se dentro do *gantry* para, somente após sua rotação completa, a mesa ser movimentada em direção ao *gantry*. Nesse método, o processo era repetido inúmeras vezes até que toda a porção do estudo tomográfico fosse submetida à varredura.

Com os avanços tecnológicos, o método de aquisição sequencial foi substituído por uma aquisição do tipo volumétrica, também chamada espiral. Nesse método, o movimento do tubo de raios X é concomitante ao movimento da mesa de exames. Os dados de atenuação da radiação quando da aquisição tomográfica estão inseridos em uma geometria espiral. Assim, esse método permite um aumento da velocidade de aquisição de imagens.

Apesar do enorme avanço, os primeiros equipamentos dessa geração permitiam apenas a obtenção de uma única imagem por rotação do tubo (*single slice*). Para o processamento das imagens volumétricas, foi necessário o desenvolvimento de algoritmos de interpolação, em decorrência do movimento concomitante do tubo de raios X e da mesa de exames.

Atualmente, as tecnologias possibilitam múltiplas imagens por rotação do tubo, em função da configuração eletrônica do sistema de detecção.

Estabelecidas essas bases tecnológicas e associando-as aos conceitos físicos apresentados no capítulo 1, é possível relacionar os fatores que afetam a qualidade e a dose de radiação, que serão apresentados nos próximos capítulos.

Evolução tecnológica

O primeiro equipamento foi idealizado por Godfrey Hounsfield, no Reino Unido, e desenvolvido pela empresa EMI no início dos anos 1970. Esse tomógrafo realizava apenas exames do crânio. Nesse sistema, o tubo e os detectores eram alinhados em posições opostas ao paciente, deslocando-se linearmente o conjunto tubo-detector até cobrir o crânio. Devido às limitações tecnológicas da época, os tempos de aquisição e de reconstrução de imagens eram longos, mas em virtude dessas descobertas Hounsfield dividiu com Alan McCormarck o Prêmio Nobel.

O doutor Robert Ledley, da Universidade de Georgetown, nos Estados Unidos, apresentou em 1974 o primeiro sistema de exame de corpo inteiro, que introduziu avanços quanto ao movimento da mesa, *gantry* com angulação e uso do *laser* para aperfeiçoar o posicionamento do paciente. Nessa mesma época, foram lançados os tomógrafos de feixe de elétrons pela Clínica Mayo, também nos Estados Unidos. Esses equipamentos tinham como objetivo a rápida aquisição de estudos cardíacos dinâmicos. Apesar de essa tecnologia ter sido abandonada, o princípio da técnica com feixe de elétrons foi recentemente incorporado por um dos fabricantes para a confecção de novos tubos de raios X.

Na geração seguinte de equipamentos, a geometria paralela do feixe foi substituída pela emissão de radiação, porém em formato de leque (*fan beam*). Com o tubo em rotação contínua e simultânea com os detectores, a necessidade de translação foi eliminada, simplificando o mecanismo do equipamento.

As primeiras ideias de aquisição espiral foram introduzidas, em 1985, pelo físico alemão Willi Kallender, da Universidade Erlanger, que desenvolveu os algoritmos de interpolação para a reconstrução de imagens volumétricas.

Em 1989, foram apresentados os primeiros protótipos dos equipamentos espirais, sendo referidos como corte único (*single slice*). Em 1992, a empresa Elscint, de Israel, lançou o TC Twin, com a aquisição de duas imagens por rotação. Tal feito foi possível com o desenvolvimento de tubos com maior capacidade, anéis deslizantes (*slip ring*) e com os algoritmos de interpolação.

Os equipamentos com múltiplas imagens por rotação foram lançados no final dos anos 1990. Tais sistemas eram capazes de adquirir até quatro imagens por rotação. Essa nova tecnologia permitiu ampliar a área de cobertura dos volumes irradiados e reduzir o tempo de exames.

Os anos seguintes foram caraterizados por uma verdadeira "corrida" tecnológica dos fabricantes, com a introdução de novas capacidades de aquisição de até 320 imagens por rotação. Com aquisições cada vez mais rápidas e com o aumento dos volumes de aquisição, a tecnologia com múltiplos detectores permitiu a realização de estudos cardíacos. A figura 13 ilustra a evolução dos sistemas de TC.

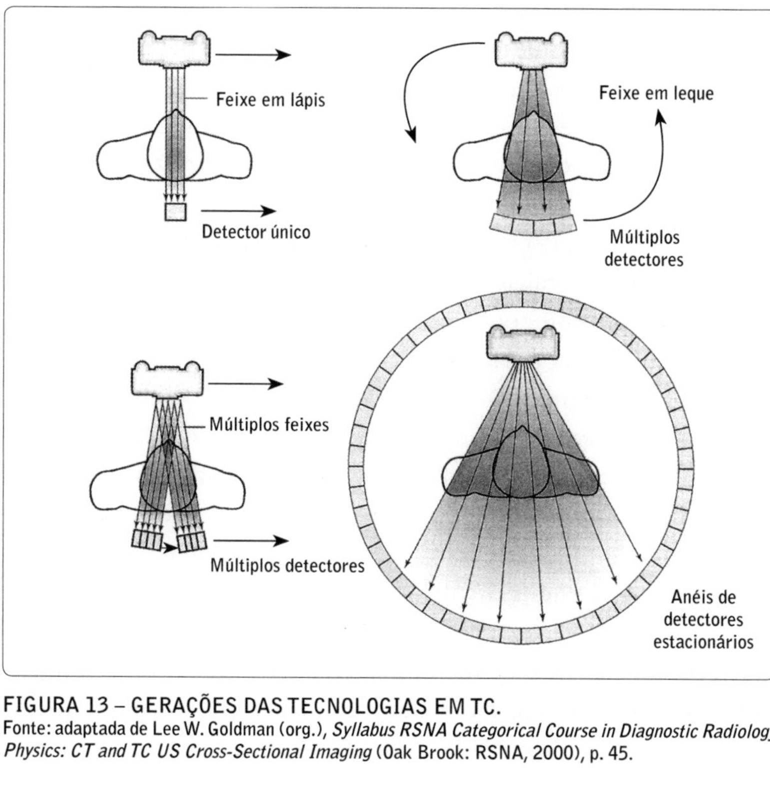

FIGURA 13 – GERAÇÕES DAS TECNOLOGIAS EM TC.
Fonte: adaptada de Lee W. Goldman (org.), *Syllabus RSNA Categorical Course in Diagnostic Radiology Physics: CT and TC US Cross-Sectional Imaging* (Oak Brook: RSNA, 2000), p. 45.

Willi Kallender propôs, também, a tomografia com os empregos de dois tubos de raios X dentro do mesmo *gantry*, para a obtenção de uma melhora da resolução temporal. Diversas tecnologias foram introduzidas para a redução da dose, como o controle automático de exposição, colimadores dinâmicos, utilização de tubos com dupla energia simultânea e algoritmos iterativos de reconstrução.

Em 1998, foi lançado o primeiro equipamento de tomografia associado aos emissores de pósitrons (PET/TC), pela Universidade de Pittsburgh.

Componentes do sistema de TC

Gantry

Em seu interior encontram-se o gerador, o tubo de raios X e os sistemas eletrônicos de detecção. Eles fazem, simultaneamente, um movimento de rotação, em rápidos intervalos de tempo.

As rotações do conjunto tubo e detectores atingem tempos de até 0,3 s, com a geração de uma força gravitacional de até 15 G, o que equivale ao giro de um caça supersônico. Esse é um desafio tecnológico que os fabricantes têm enfrentado para minimizar a vibração dentro do *gantry*.

Dentro da moldura *gantry*, existem dispositivos elétrico-mecânicos que possibilitam a transmissão da energia elétrica de forma ininterrupta a todos os componentes do sistema. Com isso, dispensa-se a necessidade de parar a rotação do tubo para desenrolar os cabos. Essa interface de movimentação entre o *gantry* e os componentes é obtida por anéis e escovas deslizantes e referidos como *slip ring*. Essas escovas consistem em conjuntos paralelos de anéis concêntricos ao eixo do *gantry* que conduzem a corrente elétrica (figura 14 e foto 9).

Gerador

O gerador é um componente que tem como finalidade amplificar a entrada da rede elétrica de 60 Hz para 2.500 Hz, bem como transformar a corrente de entrada alternada (AC) em corrente contínua

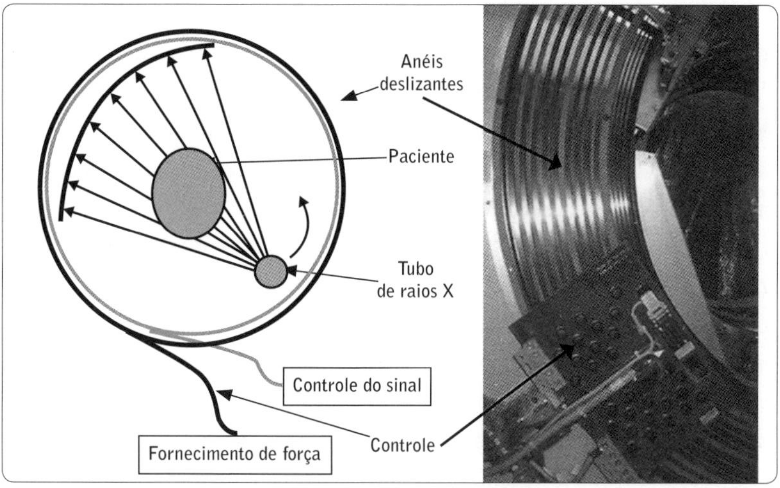

FIGURA 14 E FOTO 9 – COMPONENTES DO *GANTRY*.
Fonte: figura adaptada de Euclid Seeram, *Computed Tomography: Physical Principles, Clinical Applications and Quality Control*, cit., p. 15; foto cedida por Elscint.

(DC). Comercialmente, são empregadas potências de 60 kW até 100 kW. Após a retificação da alta tensão, é importante que não ocorram variações (*ripple*).

Nas atuais tecnologias, são empregados geradores de alta frequência, que limitam a menos de 1% as variações de tensão. O gerador deve ser bastante compacto, pois está acoplado ao tubo de raios X, no processo rotacional dentro do *gantry*.

Tubos de raios X

Encontram-se inseridos em seu interior o filamento catódico emissor de radiação e o alvo anódico. O filamento é composto de tungstênio, dentro de uma capa focalizadora, para evitar a dispersão do feixe de elétrons, após a sua emissão.

O ânodo na forma de disco é composto por ligas de materiais metálicos, como tungstênio e molibdênio. A corrente elétrica (mA) é direcionada ao alvo, sendo o local da interação chamado **ponto focal**. Na superfície dele é que são produzidos os feixes heterogêneos de radiação. Isso ocorre após a desaceleração da corrente elétrica emitida pelo filamento catódico.

No processo de produção da radiação, apenas 1% é emitido na forma de fótons de raios X e o restante é transformado em calor. Para essa dissipação é necessária a rotação do alvo, com velocidades de até 10 mil rotações por minuto. Nas atuais tecnologias, os alvos conseguem armazenar até 8 milhões de unidades de calor, expressas em termos de hu (*heat unit*).

Recentemente, um dos fabricantes de equipamentos introduziu um inovador tubo de raios X, baseado nas tecnologias de tomógrafos de feixe de elétrons. Nessa tecnologia, o cátodo e o ânodo estão inseridos em um contêiner rotacional mantido a vácuo e resfriado a óleo. Um campo magnético externo é aplicado na modulação do feixe, e com isso se dobra a amostragem do número de imagens produzidas, com a flutuação do ponto focal dentro do alvo (foto 10).

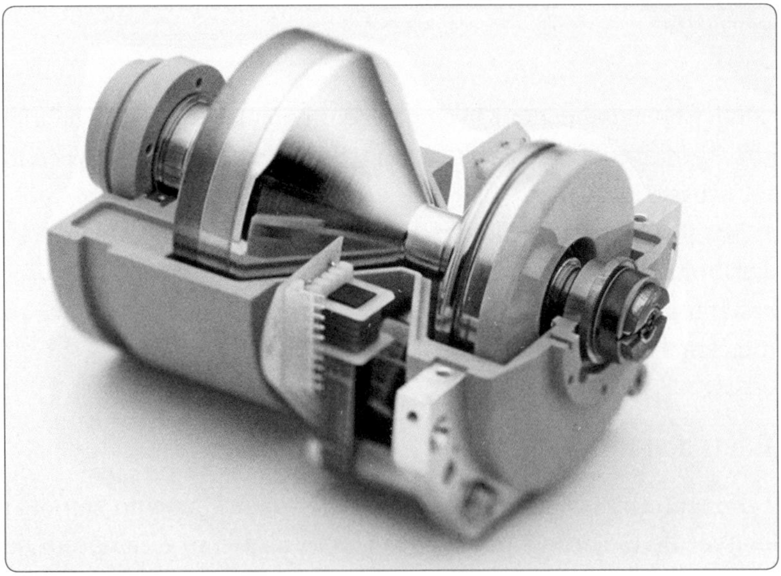

FOTO 10 – TUBO DE RAIOS X.
Fonte: imagem cedida por Siemens.

Filtros

Quando da produção de raios X, dentro do espectro de radiação existem fótons que apresentam baixos valores de energia. Estes devem ser removidos do feixe, pois não contribuem com a formação da imagem e apenas irradiam o paciente de forma desnecessária. Portanto, na saída do tubo, os filtros são inseridos, na forma de finas lâminas de alumínio ou de cobre, e disso resulta o endurecimento do feixe, pelo aumento da energia média.

Além dessas lâminas, também são inseridos filtros de *teflon* na forma de uma gravata borboleta (*bowtie*), como a finalidade de uma detecção mais uniforme do feixe de radiação, principalmente na periferia do sistema detector (figura 15).

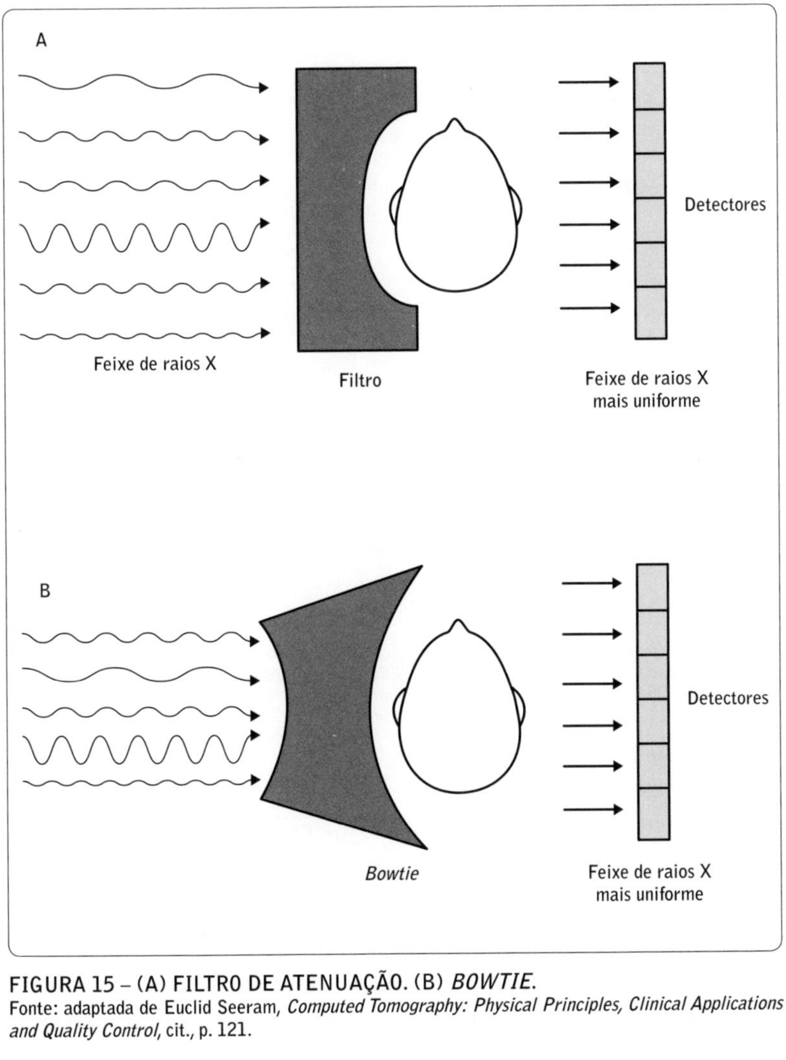

FIGURA 15 – (A) FILTRO DE ATENUAÇÃO. (B) *BOWTIE*.
Fonte: adaptada de Euclid Seeram, *Computed Tomography: Physical Principles, Clinical Applications and Quality Control*, cit., p. 121.

Colimador

Os colimadores são constituídos por lâminas de chumbo, que são posicionadas à saída do feixe. Eles têm como finalidade limitar o campo de irradiação e reduzir a dose no paciente. Além disto, minimiza a formação de sombras e penumbras na periferia do sistema de detecção (figura 16).

Nos equipamentos de corte único, a colimação define a espessura do corte dentro do plano da imagem. Para os equipamentos com tecnologia de múltiplos detectores, a colimação está baseada na configuração dos detectores, e determinada eletronicamente.

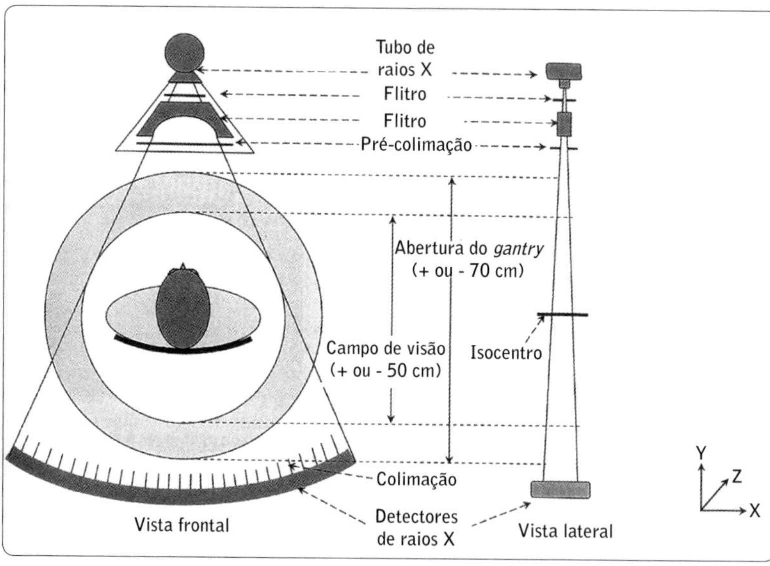

FIGURA 16 – SISTEMA DE COLIMAÇÃO COM FILTROS.
Fonte: adaptada de Mahadevappa Mahesh (org.), *MDCT Physics: the Basics: Technology, Image Quality and Radiation Dose* (Filadélfia: Wolters Kluwer Health/Lippincott Williams & Wilkins, 2009), p. 44.

Detector

Os detectores são constituídos de materiais sensíveis à radiação. Os detectores devem apresentar características quanto à habilidade de absorver os fótons de raios X e de convertê-los rapidamente em sinais elétricos.

A eficiência na absorção depende da densidade, do tamanho e da forma do material utilizado como detector. Além disso, durante um pequeno intervalo de tempo, o detector fica insensível à radiação e não consegue coletar os fótons. Isso ocorre devido à persistência do sinal no detector. Esse "tempo morto" de detecção deve ser o menor possível.

As primeiras gerações utilizavam detectores a gás, como o xenônio. Os fótons de raios X ionizavam o gás, produzindo pares de íons que, após a coleção, eram transformados em corrente elétrica. Devido à limitação na eficiência de detecção, o gás foi substituído por cristais de iodeto de sódio (NaI).

Após a detecção da radiação, são produzidos *flashes* de luz no cristal e o sinal é enviado aos circuitos eletrônicos para o processamento de dados (figura 17).

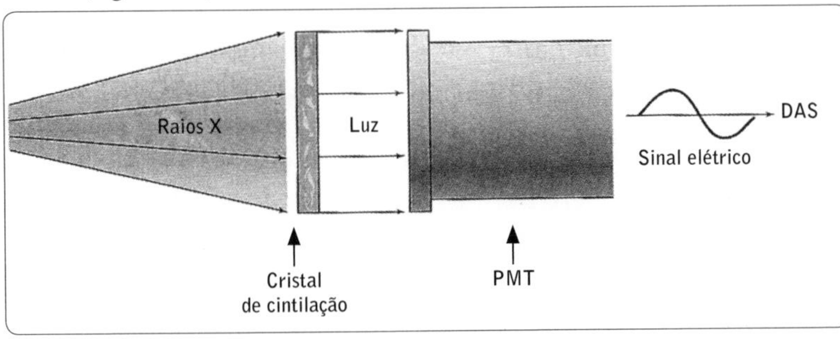

FIGURA 17 – SISTEMA ELETRÔNICO.

Em decorrência das limitações quanto ao tempo de duração do feixe de luz no cristal, esses materiais detectores também foram substituídos por componentes do estado sólido, como semicondutores e materiais cerâmicos.

O fotodiodo do semicondutor apresenta uma junção (p-n) que permite o fluxo de corrente quando exposto à luz. A corrente elétrica gerada é proporcional à intensidade da luz. Esses novos materiais de detecção apresentam um tempo de resposta menor do que 200 ns, com uma eficiência de detecção de 99%.

Sistemas de aquisição digital

Depois que os fótons atingem o sistema de detecção, forma-se um sinal que é direcionado aos tubos fotomultiplicadores (PMTs). Dessa forma, converte-se a radiação em sinal elétrico. Dentro dos PMTs, existem dínodos, na forma de cunha, que amplificam a corrente elétrica. Esse sinal ainda é analógico e precisa ser convertido em digital (figura 18).

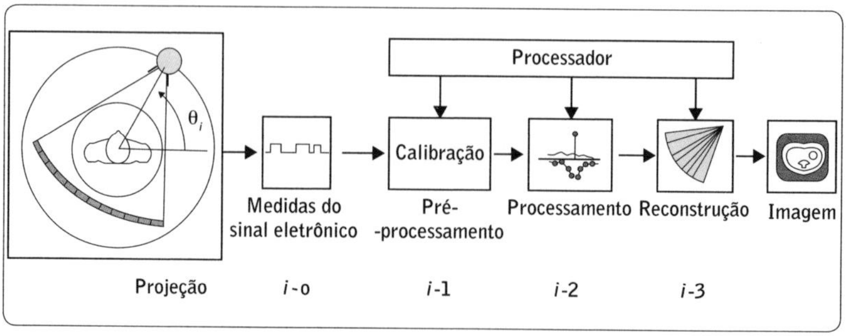

FIGURA 18 – SISTEMA DE AQUISIÇÃO DIGITAL.
Fonte: adaptada de Euclid Seeram, *Computed Tomography: Physical Principles, Clinical Applications and Quality Control*, cit., p. 158.

É necessário determinar o valor da atenuação da radiação a partir da equação de Lambert-Beer, e para isso são realizadas conversões logarítmicas quanto às intensidades dos fótons. Isso se dá por um amplificador, e os sinais são direcionados para um conversor analógico digital (ADC). O processo seguinte consiste no envio dos dados digitais para o computador, com o uso de sistemas ópticos de transmissão de dados (figura 19).

O sinal elétrico deve ser transformado em sinal digital. Isso é requerido para ocorrer o processamento da imagem. Utilizam-se sistemas de aquisição de dados (DAS). Tais dispositivos eletrônicos, localizados entre os detectores e o computador, têm como função medir a intensidade de radiação e transmiti-la para o computador.

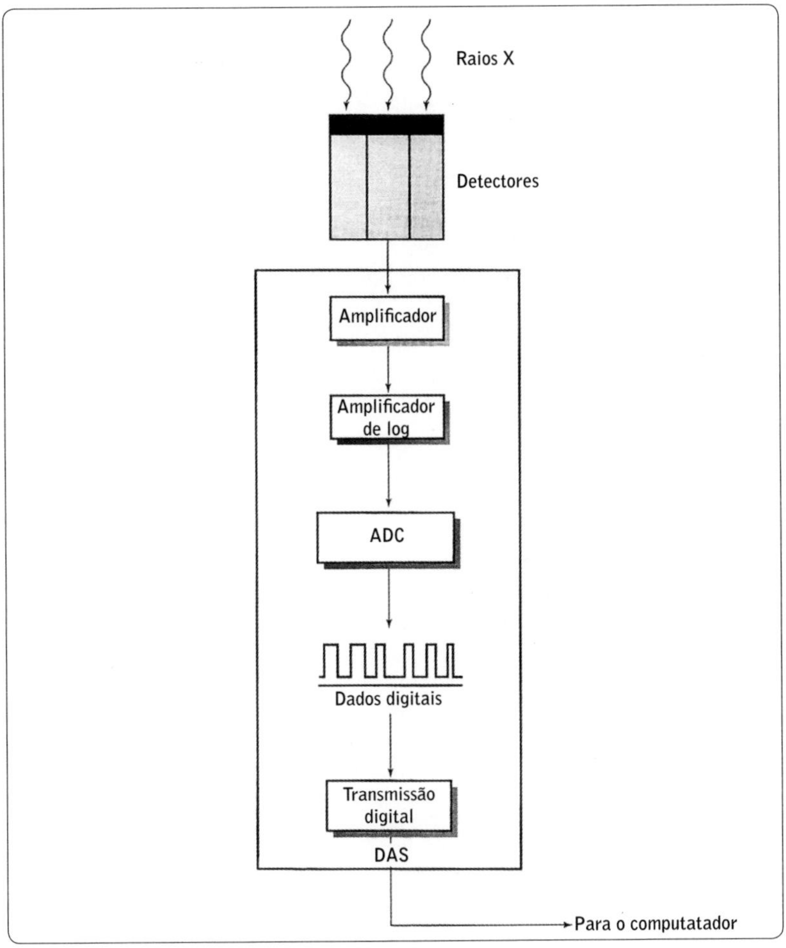

FIGURA 19 – SISTEMA DE AQUISIÇÃO DE DADOS.

3 Tomografia computadorizada: aquisição de imagens

Os primeiros métodos tomográficos eram relativos apenas à aquisição sequencial, com imagens obtidas corte a corte, com o posterior movimento da mesa. As limitações impostas pela aquisição sequencial tinham como efeito longo tempo de exame, possibilidade de omissão de certas porções anatômicas do paciente e geração de artefatos decorrentes de fases irregulares de respiração entre as varreduras.

Com o avanço tecnológico, as imagens volumétricas passaram a ser obtidas continuamente pela rotação do tubo e da mesa, com os detectores distribuídos em uma única fileira longitudinal ao eixo Z. Por meio da seleção de cortes mais espessos, tornou-se possível ampliar o volume da aquisição espiral. Isto, porém, resultava em uma perda indesejável em termos de resolução espacial. A limitação da técnica espiral está relacionada com a aquisição de apenas um corte tomográfico por rotação do tubo. Para aquisição espiral, houve a necessidade de desenvolver algoritmos de interpolação para a reconstrução das imagens.

No atual método com múltiplos detectores, a aquisição também é volumétrica, porém com a aquisição de diversas imagens por rotação do tubo ao redor do paciente. A combinação do número de imagens reconstruídas com a aquisição de múltiplos detectores dependerá da eletrônica associada e da escolha dos detectores, quando da seleção da técnica tomográfica.

Métodos de aquisição

Sequencial

O feixe de radiação emitido pelo tubo apresenta uma geometria na forma de leque. Após a transmissão da radiação ao paciente, ocorre a detecção. Na aquisição sequencial, apenas o tubo realiza um movimento circular e equidistante ao redor do paciente, porém a mesa permanece estacionária. A cada rotação completa do tubo, são gerados perfis da atenuação da radiação que são transformados em sinais digitais para a reconstrução da imagem. Depois do processamento, é produzida a imagem de uma fina fatia da secção anatômica do paciente, chamada corte (*slice*). Apenas um corte no plano axial é adquirido a cada rotação do tubo.

Devido a restrições tecnológicas, para a aquisição do corte seguinte é requerida uma nova posição da mesa. Portanto, faz-se necessária a interrupção da geração de raios X, para que os cabos de alta tensão sejam desenrolados, e o tubo, reposicionado em sua posição original. Esse processo é repetido até que todos os cortes contínuos sejam adquiridos.

Espiral

Corresponde à aquisição volumétrica, inicialmente chamada helicoidal. Esse método envolve a rotação contínua do tubo concomitante ao movimento de translação da mesa. A rotação completa ao redor do paciente permite adquirir imagens de vários cortes continuamente. A aquisição de dados se estende por várias rotações do tubo, com a mesa movendo-se continuamente dentro do *gantry* no eixo longitudinal, correspondendo ao plano Z da mesa. Dessa forma, o tubo traça uma trajetória espiral, com um raio igual a distância do ponto focal até o centro da rotação (figuras 20 e 21).

A cada medida de radiação é associada uma posição angular do tubo. Esse método possibilita a obtenção de um *scan* volumétrico, porém em uma geometria não planar, o que implica a necessidade de um algoritmo de interpolação para estimativa de dados que são omitidos pelo movimento espiral.

Múltiplos detectores

Consiste em método volumétrico com a aquisição de múltiplos cortes por rotação do tubo. Com essa tecnologia, o número de detectores nas fileiras foi ampliado, permitindo o aumento do volume e menor tempo de exames (figura 22).

Com esse método, a resolução espacial é preservada mesmo com o aumento do volume de aquisição, pois a imagem pode ser dividida nos pequenos elementos de detectores, que são associados aos canais eletrônicos. As possibilidades de combinação entre os canais e os elementos de detecção serão apresentadas mais adiante neste capítulo.

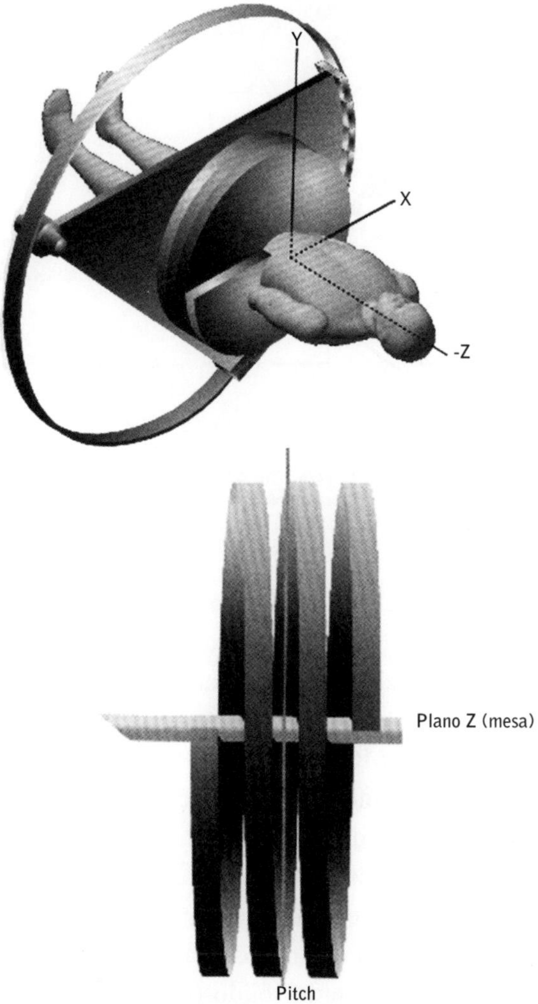

FIGURA 20 E 21 – AQUISIÇÃO ESPIRAL.
Fonte: adaptadas de Cheryl Blanck, *Understanding Helical Scanning* (Baltimore: Lippincott Williams & Wilkins, 1998), pp. 3 e 7.

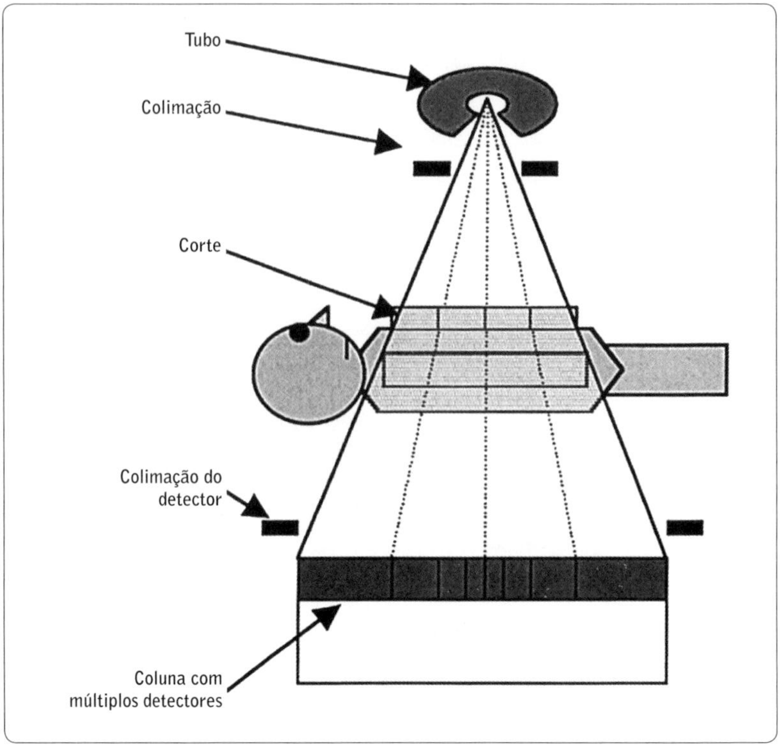

FIGURA 22 – TCMD.
Fonte: adaptada de Mahadevappa Mahesh, "The AAPM/RSNA Physics Tutorial for Residents Search for Isotropic Resolution in CT from Conventional through Multiple-Row Detector", em *RadioGraphys*, nº 22, julho de 2002, p. 956.

Essa tecnologia de aquisição de imagens foi introduzida em 1998, possibilitando a aquisição de quatro imagens por rotação do tubo. Várias nomenclaturas têm sido associadas, como tomografia computadorizada com múltiplos detectores (TCMD) e tomografia de múltiplos cortes (TCMC).

Com o desenvolvimento tecnológico, nos anos seguintes foram disponibilizados, pelos diversos fabricantes de equipamentos, sistemas com capacidade de aquisição de imagens de 8 até 320, aumentando-se o volume de cobertura e tempo de exame.

Na TCMD cada fileira – ou coluna – de detectores pode conter até 900 elementos de estado sólido (figura 23). Associadas a essas colunas estão os sistemas digitais de aquisição de dados, conhecidos como canais ou DAS.

O número de cortes adquiridos pela rotação do tubo é limitado pelo número de canais disponíveis. Nessa tecnologia não existe colimação após o paciente, apenas pequenos septos que são opacos à luz de cintilação da interação da radiação com o detector, bem como transparentes à radiação que atinge o detector na direção oblíqua. Esses septos separam cada elemento detector, aumentando-se a eficiência de detecção (figura 24).

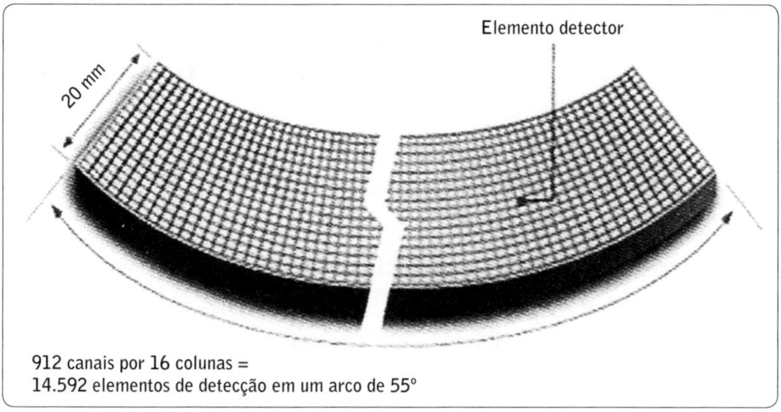

FIGURA 23 – MATRIZ DE DETECÇÃO.
Fonte: imagem cedida por General Electric Healthcare.

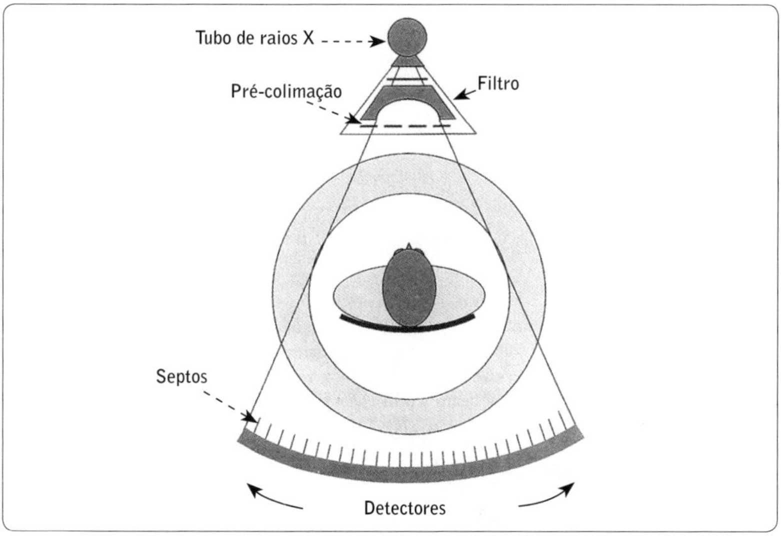

FIGURA 24 – SEPTOS NO SISTEMA TCDM.
Fonte: adaptada de Mahadevappa Mahesh (org.), *MDCT Physics: the Basics: Technology, Image Quality and Radiation Dose*, cit., p. 39.

ARRANJOS DOS DETECTORES

A forma e a distribuição dos detectores nas colunas são classificadas em três tipos de arranjo: **uniforme**, **não uniforme** e **híbrido** (figuras 25 e 26).

No **arranjo uniforme**, os detectores são idênticos e têm a mesma largura de 1,25 mm. A espessura da imagem adquirida dependerá de fatores como a largura do feixe de raios X utilizado, a seleção das colunas e a forma de agrupá-las. Os 16 elementos de detecção com 1,25 mm permitem uma largura do feixe de raios X de 20 mm.

A largura dos detectores no **arranjo não uniforme** aumenta do centro do eixo de detecção para a periferia. As duas colunas de detectores no centro têm uma espessura de 1 mm cada, e a dimensão vai aumentando em direção à periferia até 5 mm. A largura do feixe é de 20 mm.

Nos **arranjos híbridos**, os detectores têm 0,5 mm de espessura no centro e blocos com 1,5 mm na periferia. Com isso, no plano do eixo Z têm uma largura de cobertura de 32 mm.

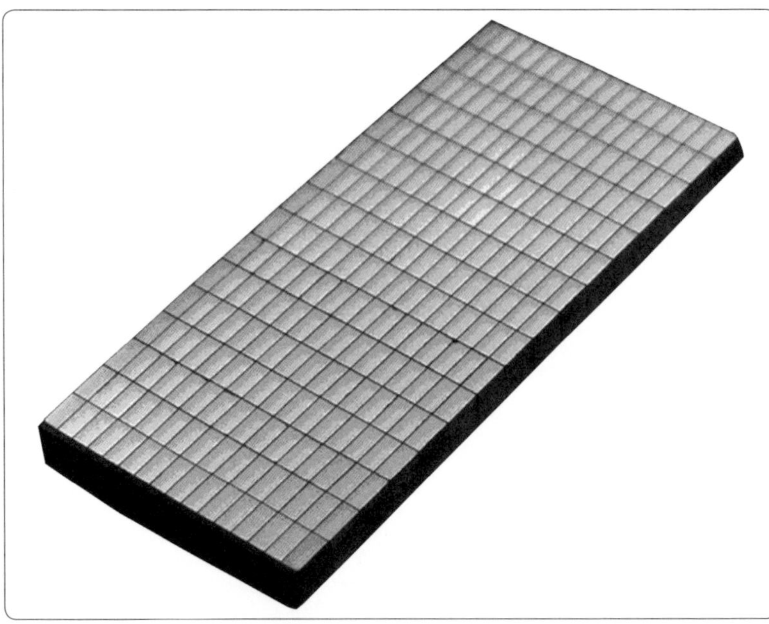

FIGURA 25 – MATRIZ UNIFORME.
Fonte: imagem cedida por General Electric Healthcare.

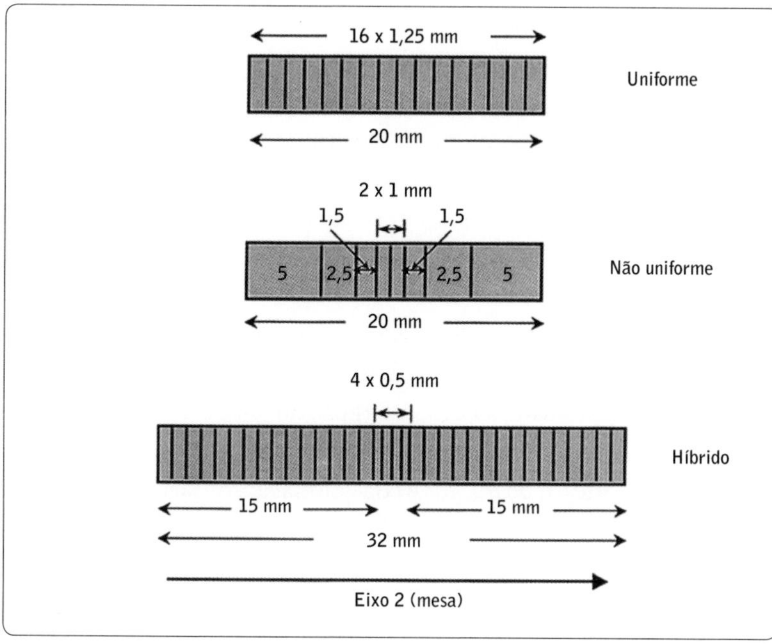

FIGURA 26 – TIPOS DE ARRANJOS DE DETECTORES.

Independentemente de qual seja o arranjo de detectores utilizado na aquisição tomográfica, a espessura de corte é sempre definida no isocentro do *gantry*. No entanto, o diâmetro do *gantry* é um pouco menor do que o diâmetro do tubo aos detectores. Com isso, temos uma questão geométrica, pois a posição do isocentro do *gantry* é um pouco menor do que a distância tubo–detector, o que significa que o tamanho real de cada elemento de detecção é um pouco maior do que a espessura de corte adquirida no isocentro. Para um corte de 1,25 mm, a largura do detector é de 1,8 mm. Essa convenção quanto ao tamanho dos detectores foi adotada pelos fabricantes, pois os usuários da tecnologia estão mais interessados em saber a espessura do corte da imagem do que o real tamanho do detector.

Combinação de detectores e DAS

As possibilidades de combinação das imagens adquiridas com a TCMD são diversas, estando associadas ao tipo de arranjo das matrizes, às formas de agrupar elementos detectores, ao número de canais disponíveis e à escolha da colimação.

O importante é entender que a largura do feixe é determinada de forma eletrônica pela combinação dos canais de detecção. O resultado disso é que a TCMD permite melhorar a resolução espacial, pela aquisição de cortes mais finos, em comparação com a técnica espiral de corte único, em que a colimação é determinada apenas pela saída do tubo.

As possibilidades de obtenção de espessuras de corte das imagens reconstruídas são diversas, e isso dependerá da seleção dos detectores e da combinação dos canais DAS. A largura do feixe é determinada pelo número de elementos detectores (N) selecionados para a aquisição e pela espessura de corte (T, de *thickness*) da colimação, ou seja, N × T (figura 27). Para as espessuras de cortes mais largas que o mínimo de espessura do arranjo detector, os sinais dos vários elementos são combinados na direção Z. Em função do algoritmo interpolador, a espessura de corte reconstruída é sempre igual ou maior do que o elemento detector.

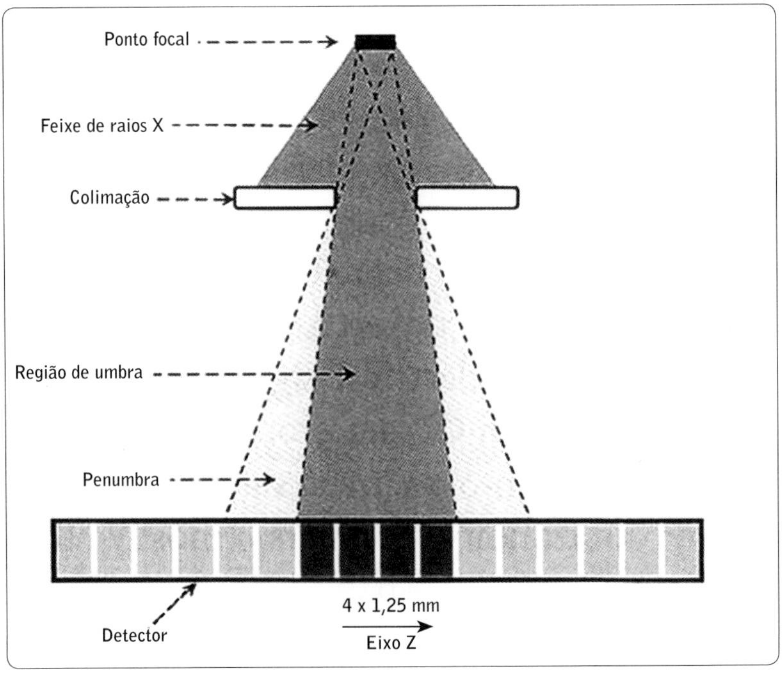

FIGURA 27 – SELEÇÃO DA LARGURA DO FEIXE.

Com o avanço tecnológico, o número de canais atualmente está ampliado, possibilitando múltiplas aquisições de imagens e com diferentes larguras do feixe, de até 320 imagens. Para ilustrar as possíveis combinações, serão apresentadas aquisições apenas com equipamentos com 4 e 16 canais, porém o mesmo raciocínio vale para as demais tecnologias com múltiplos detectores.

TCMD COM 4 CANAIS

A largura do feixe é determinada pelos elementos detectores disponíveis nos canais eletrônicos DAS (N) e pela espessura de corte selecionada (T). Ainda que no eixo Z estejam disponíveis 16 colunas de detectores, o número de imagens é limitado aos quatro canais disponíveis de detecção. O tamanho da imagem reconstruída é determinado pela dimensão do elemento detector. Com o aumento da combinação entre esses parâmetros, a largura do feixe é maior, e com isso se amplia a cobertura obtida da varredura sem a perda de resolução espacial, pela aquisição de finos cortes e posterior reconstrução das imagens. A figura 28 e a tabela III ilustram as possíveis combinações para um arranjo uniforme de detectores.

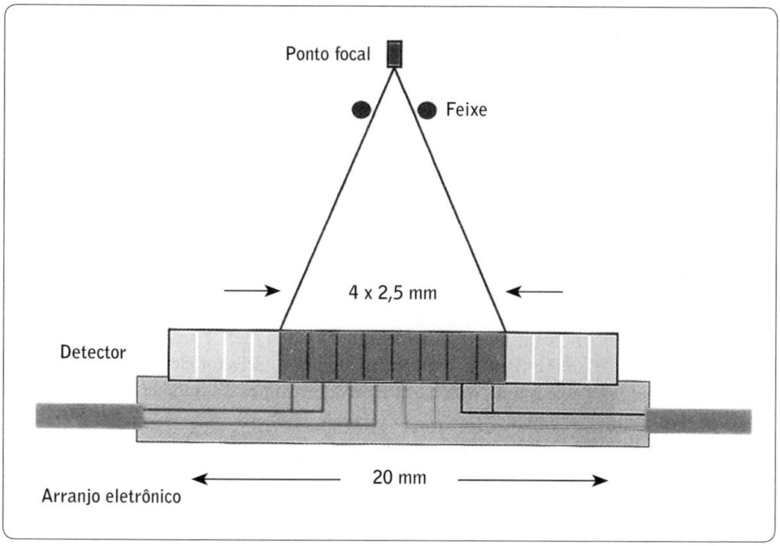

FIGURA 28 – COMBINAÇÃO TCMD COM 4 CANAIS.

TABELA III – COMBINAÇÃO DE IMAGENS COM TCMD COM 4 CANAIS

Número de detectores (N)	Espessura de corte T (mm)	Largura do feixe (mm)	Espessuras de corte reconstruídas (mm)
4	5,0	20	5,0 e 10
4	3,75	15	3,75 e 7,5
4	2,5	10	2,5; 5,0; 7,5; 10
4	1,25	5	1,25; 3,75; 5,0; 6,25; 7,5; 8,75; 10
2	0,625	1,25	0,63 e 1,25

Fonte: adaptada de Mahadevappa Mahesh (org.), *MDCT Physics: the Basics: Technology, Image Quality and Radiation Dose*, cit., p. 22.

TCMD COM 16 CANAIS

Para melhorar a resolução espacial e temporal, a capacidade do número de cortes foi ampliada, pelo aumento dos números de canais DAS. Nas tecnologias com 16 canais, com uma rotação completa do tubo em 0,5 s são obtidas 32 imagens a cada segundo.

Na matriz híbrida de detectores estão posicionados 24 elementos, sendo 16 elementos de 0,75 mm no centro da coluna, e dois conjuntos de 4 elementos de 1,5 mm em cada uma das periferias. Com essa tecnologia é possível uma cobertura de 24 mm, e dessa forma feixes mais largos possibilitam cobrir áreas maiores com apenas uma rotação do tubo, e menor tempo de exame. A tabela IV indica as possibilidades de aquisição.

TABELA IV – CONFIGURAÇÃO COM 16 CANAIS E POSSIBILIDADES DE RECONSTRUÇÃO DE IMAGENS

Configuração detector N × T (mm)	Largura do feixe (mm)
16 × 0,5	8
16 × 0,625	10
16 × 0,75	12
16 × 1,0	16
16 × 1,25	20
16 × 1,5	24
16 × 2,0	32

Fonte: adaptada de Mahadevappa Mahesh (org.), *MDCT Physics: the Basics: Technology, Image Quality and Radiation Dose*, cit., p. 100.

Parâmetros volumétricos de aquisição

Pitch

Corresponde à distância que a mesa percorre durante uma revolução completa do tubo. O nome *pitch* é uma alusão à batida da bola no jogo de beisebol. Fisicamente, representa a distância entre os centros de duas projeções de dados (figura 29).

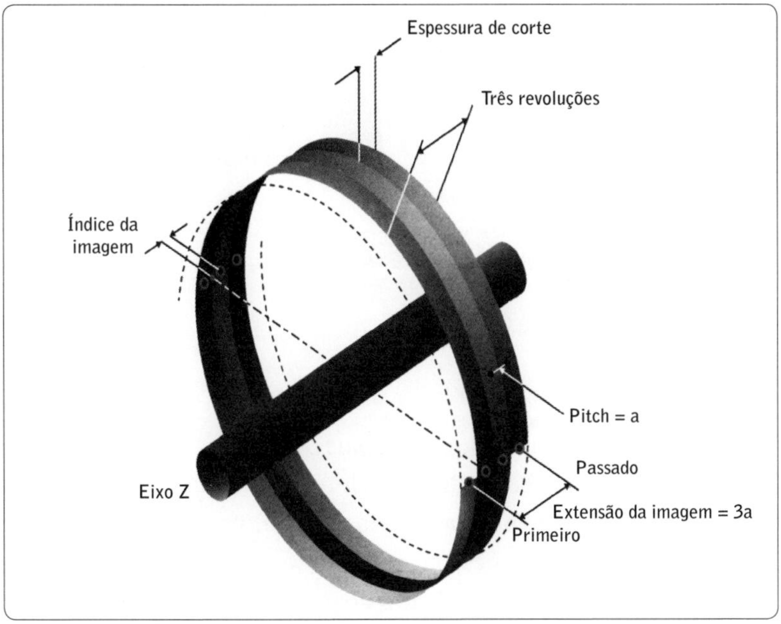

FIGURA 29 – *PITCH.*
Fonte: adaptada de Lee W. Goldman (org.), *Syllabus RSNA Categorical Course in Diagnostic Radiology Physics: CT and US Cross-Sectional Imaging*, cit., p. 149.

Na aquisição com tecnologias espirais de corte único, a mesa é transladada através do *gantry*, com a rotação contínua do tubo. O parâmetro de *pitch* corresponde à relação entre o incremento da mesa (l) e a largura do feixe (W), ambos em milímetros, sendo P = l/W. Se, por exemplo, em uma aquisição espiral com corte único, o incremento da mesa é o mesmo que a largura do feixe, o valor do *pitch* = 1. Ao selecionar a técnica de exames, o operador tem a opção de aumentar a velocidade de translação da mesa, e isso implica um valor do *pitch* menor. Assim, embora a dose de radiação ao paciente seja reduzida, a qualidade da imagem sofre degradação, dependendo do tipo de exame tomográfico. A figura 30 ilustra duas projeções espirais com diferentes valores de *pitch*.

Com o advento das tecnologias com múltiplos detectores, é necessário, em termos do *pitch*, serem consideradas a largura do feixe (T) e a configuração dos canais de detecção (N).

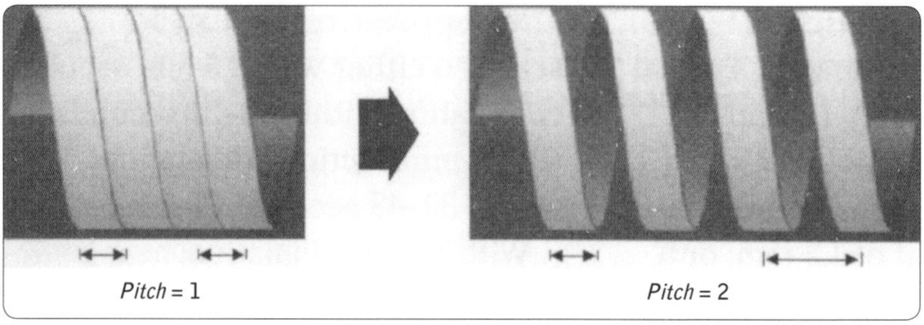

FIGURA 30 – P = 1 (À ESQUERDA), P = 2 (À DIREITA).
Fonte: adaptada de Cheryl Blanck, *Understanding Helical Scanning*, cit., p. 9.

Interpolação

Na aquisição sequencial, as imagens adquiridas estão dentro do mesmo plano axial. Portanto, os valores de atenuação podem ser reconstruídos pelo computador. Entretanto, na aquisição espiral, devido à translação da mesa concomitante ao movimento do tubo, nem todas as projeções estão dentro do mesmo plano da imagem. Isso significa que alguns dados da varredura espiral são omitidos. Assim, é necessário o uso de um algoritmo de interpolação para ocorrer a reconstrução da imagem.

Uma simples forma de explicar o método de interpolação é supor a compra de, por exemplo, 10 balões a R$ 10,00. Baseado em um desconto fixo, após a compra dos 10 balões, o valor para 20 itens é de R$ 18,00. Portanto, adquirindo 16 itens, o valor pode ser calculado como: R$ = 10 + (6 × 0,9) = 15,40. O valor desejado para 16 botões foi obtido com base na informação de dados conhecidos de 10 e 18. Esse método de estimativa chama-se **interpolação linear**. Na aquisição espiral, aplicado um método similar, o qual foi proposto à tomografia pelo físico Willi Kallander.

A interpolação consiste em uma ponderação para estimar um valor desejado de projeções que foram omitidas pela aquisição espiral. Tal omissão ocorre pelo fato de a mesa de exames se movimentar em conjunto com o tubo de raios X, fazendo que algumas porções do paciente não sejam irradiadas na mesma posição da mesa. Dessa forma, para a reconstrução de imagem é necessário que para essas projeções faltantes sejam assinalados valores de atenuação.

O algoritmo de interpolação determina o valor de atenuação a partir de outros valores já conhecidos. Com a interpolação os dados da imagem da frente e de atrás, eles são comparados; assim, determina-se o valor da projeção faltante.

Matematicamente, essa ponderação é realizada para cada projeção de um mesmo ângulo e posição da mesa. Isso é aplicado em 180° com uma segunda espiral sendo criada virtualmente, possibilitando a estimativa da atenuação omitida.

Para as tecnologias de aquisição de várias imagens por rotação, também foi proposta, por Kallender, uma interpolação adicional (filtração z), com uma terceira ponderação, realizada quanto às projeções adjacentes.

4

Tomografia computadorizada: qualidade da imagem

A habilidade em distinguir dois objetos próximos um do outro e como elementos distintos chama-se **resolução espacial**. É necessário que o sistema tomográfico diferencie os objetos em relação ao seu *background*. O registro dos objetos, em curtos intervalos de duração, é associado à **resolução temporal**. Os diversos componentes do sistema tomográfico apresentam variações que introduzem diferenças entre a imagem produzida e o objeto submetido à varredura. Essas variações são chamadas **ruído**.

A qualidade da imagem é influenciada por fatores como as características do objeto submetido à varredura, a quantidade de radiação utilizada, a seleção da geometria do feixe, a eficiência de detecção e os algoritmos de processamento. Cada um desses fatores influi nas características da imagem, porém de forma diferenciada. Esta é a "questão-chave" no que se refere à seleção da técnica de exames; portanto, os profissionais que utilizam a TC devem reconhecer os fatores que influenciam as imagens.

As características das imagens são relacionadas aos parâmetros de resolução, contraste e ruído. Esses parâmetros são intrinsecamente relacionados, pois a alteração de um deles afeta os demais.

Uma metodologia simples para visualizar as características das imagens pode ser obtida a partir da realização de simulações com o fantoma de controle de qualidade, que se encontra disponível em todos os equipamentos de tomografia. Neste capítulo serão apresentadas algumas simulações que o leitor pode utilizar como referência, de modo a executá-las no equipamento com o objetivo de identificar os fatores que afetam a qualidade das imagens.

A partir da identificação dos fatores que causam impacto nas características das imagens, é possível estabelecer uma relação entre a técnica de exame *versus* dose de radiação, que será discutida no próximo capítulo.

Parâmetros das imagens

Resolução espacial

Corresponde à habilidade do sistema de distinguir dois pontos como entidades distintas. Essa característica é influenciada pelo tamanho do ponto focal, pela espessura de corte, pelo campo de visão, *pitch* e por algoritmos de reconstrução.

O parâmetro de resolução espacial pode ser determinado com um fantoma de controle de qualidade (figura 31 e foto 11). No interior do fantoma de qualidade existem linhas dispostas com distâncias decrescentes. A menor visualização das linhas na imagem representa o valor de resolução espacial. Por exemplo, se o sistema consegue resolver 10 pares de linhas dentro de 1 cm, significa que os objetos colocados em distâncias menores do que 5 mm não podem ser visualizados como entidades distintas.

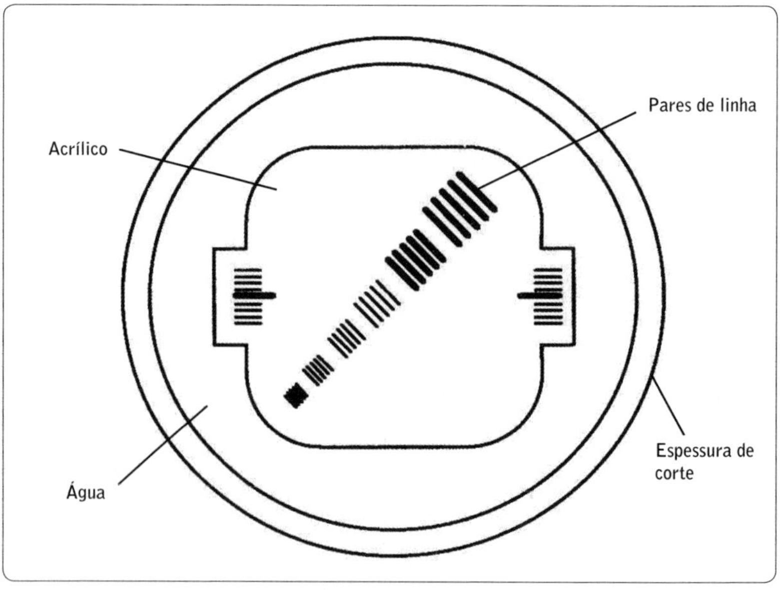

FIGURA 31 – SEÇÃO DO FANTOMA DE RESOLUÇÃO.

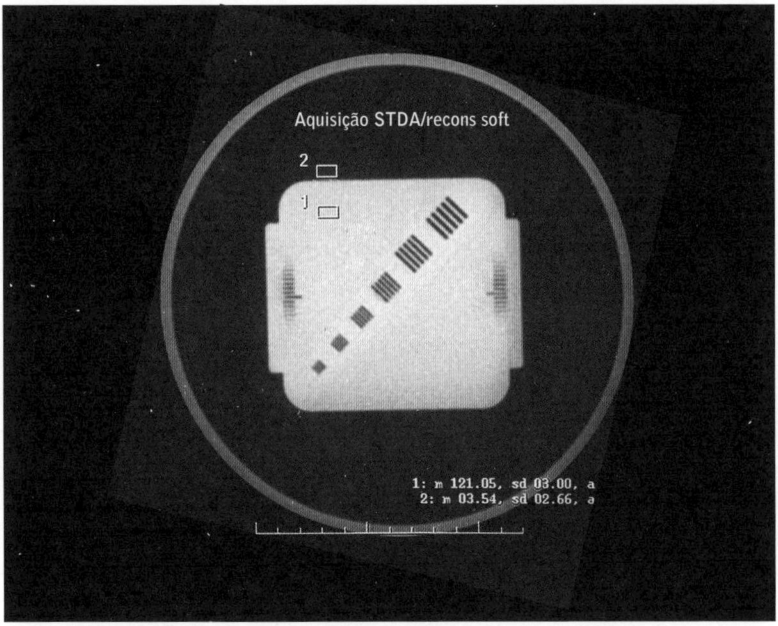

FOTO 11 – IMAGEM DE TESTE DE RESOLUÇÃO.
Fonte: imagem cedida pela empresa de física médica RAD & Associados, São Paulo.

Um segundo método na determinação da resolução espacial relaciona o tamanho da imagem com o seu objeto, em termos da MTF (de *Modular Transfer Function*). Se a imagem não apresentasse qualquer degradação em relação ao objeto, teríamos, de modo ideal, MFT = 1, porém na prática isso não ocorre.

Os valores de resolução são a porcentagem da degradação da imagem, em frações de 50%, 10% e 0% da MTF. Por exemplo, para uma degradação de 10% é possível a resolução de 7 pares de linhas (figura 32). Quanto maior o número de pares de linhas visualizados, melhor a resolução do equipamento.

Resolução de contraste

Representa a capacidade do sistema em diferenciar objetos com diferentes tamanhos, em relação à atenuação do *background*. O contraste é influenciado pelos parâmetros de mAs, da espessura de corte, do tamanho do objeto, das diferenças de atenuação com o *background* e pelos algoritmos de processamento.

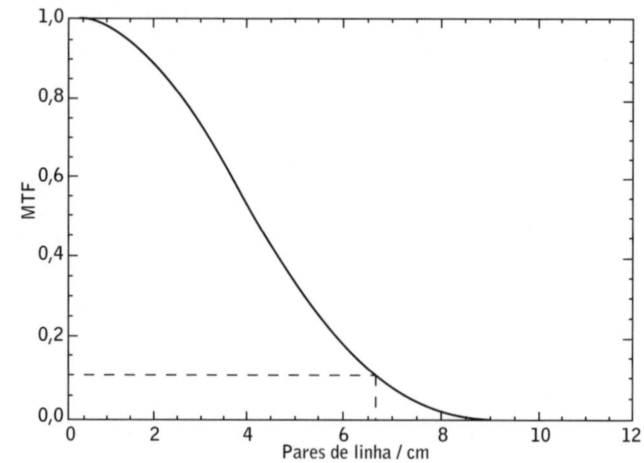

FIGURA 32 – CURVA DE MTF.

A capacidade de detecção quanto à visualização da imagem diminui na acentuada presença do ruído e/ou quando as diferenças de atenuação são pequenas, com a imagem apresentada em resolução de baixo contraste.

Essa característica da imagem pode ser avaliada também com fantomas, os quais apresentam pequenos discos, com tamanhos decrescentes e inseridos em um meio onde é pequena a diferença de atenuação. O nível de contraste é especificado em termos do coeficiente linear de atenuação. Por exemplo, 1% de contraste significa que o número de TC do objeto difere do seu *background* em 10 unidades de HU (figura 33 e foto 12).

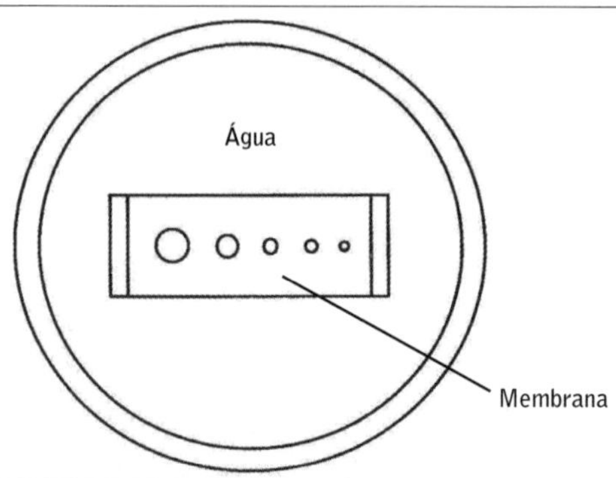

FIGURA 33 – SEÇÃO DO FANTOMA DE CONTRASTE.

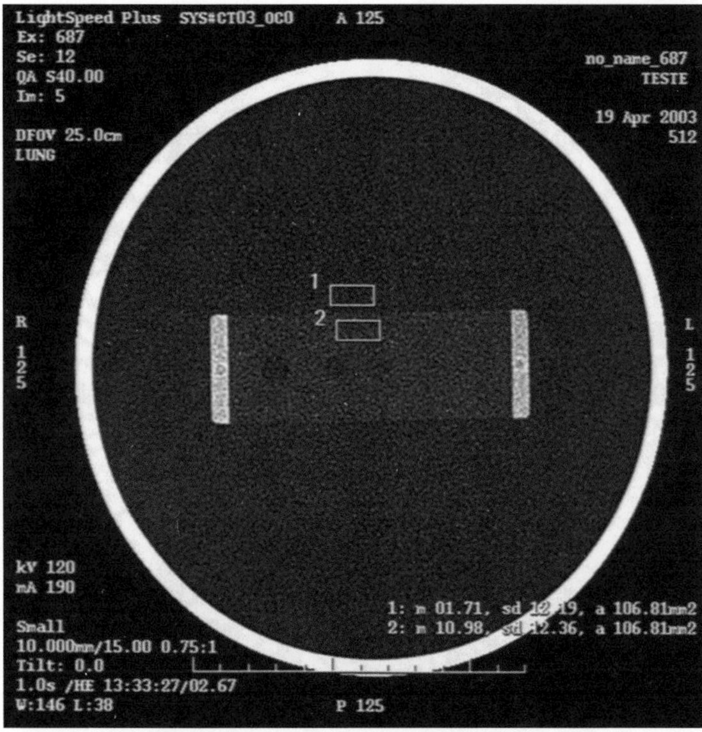

FOTO 12 – IMAGEM DE TESTE DE BAIXO CONTRASTE.
Fonte: imagem cedida pela empresa de física médica RAD & Associados, São Paulo.

Ruído

Em decorrência das diversas etapas do processo tomográfico, o objeto submetido à varredura apresenta diferenças com relação a sua imagem. Essas incertezas correspondem às flutuações randômicas, que são inerentes ao método.

Os principais fatores que afetam o ruído são relacionados à quantidade de radiação emitida (mAs e kVp), aos parâmetros de corte (espessura, FOV e *pitch*), às características do paciente (espessura e região anatômica) e aos tipos de algoritmos de reconstrução e processamento.

Fisicamente, o ruído da imagem é expresso pelas variações de HU, em termos do desvio padrão (sd, *de stardard deviation*) da leitura de uma região de interesse (roi, de *region of interest*) da imagem (figura 34 e foto 13).

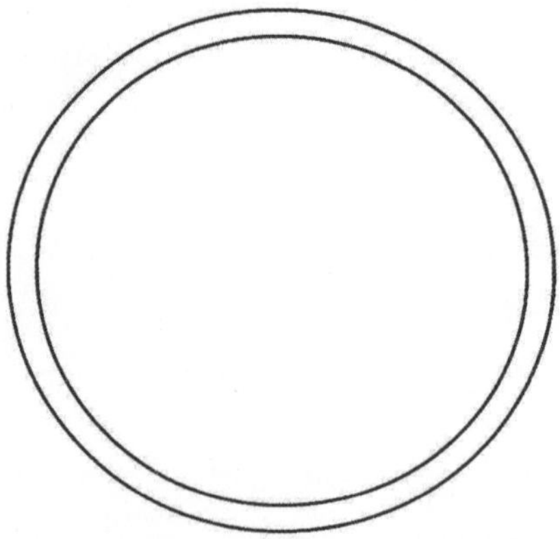

FIGURA 34 – SEÇÃO DO FANTOMA DE RUÍDO.

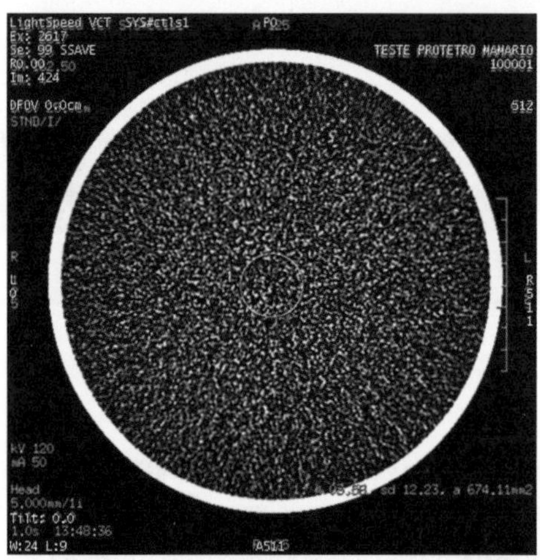

FOTO 13 – IMAGEM DE TESTE DE RUÍDO.
Fonte: imagem cedida pela empresa de física médica RAD & Associados, São Paulo.

Fatores que afetam a qualidade

Seleção da técnica

A redução do **parâmetro de mAs** implica uma diminuição linear da quantidade de radiação detectada e altera a capacidade de detecção em termos de contraste. A imagem torna-se mais ruidosa, com uma aparência "granulada".

Com a redução do **número de fótons**, as incertezas relativas à detecção são maiores; no entanto, a atenuação da radiação não é modificada em termos de valores de HU. Por exemplo, na simulação com o fantoma de qualidade podemos notar que, utilizando-se a metade do valor mAs, o ruído é aumentado em 41%. Com o aumento do ruído, observa-se degradação em termos de contraste (fotos 14 e 15). A seleção do mAs quando da escolha da técnica de exames afeta a presença de ruído na imagem, sendo essa relação dada por $1/\sqrt{mAs}$.

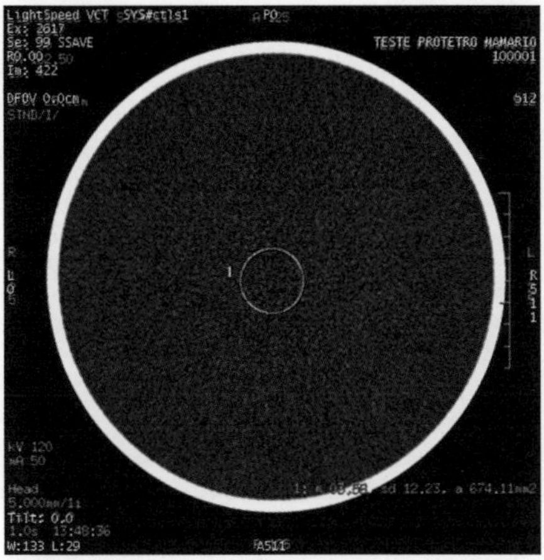

FOTO 14 – RUÍDO × mAs. 50 mAs (sd = 12,2).
Fonte: imagem cedida pela empresa de física médica RAD & Associados, São Paulo.

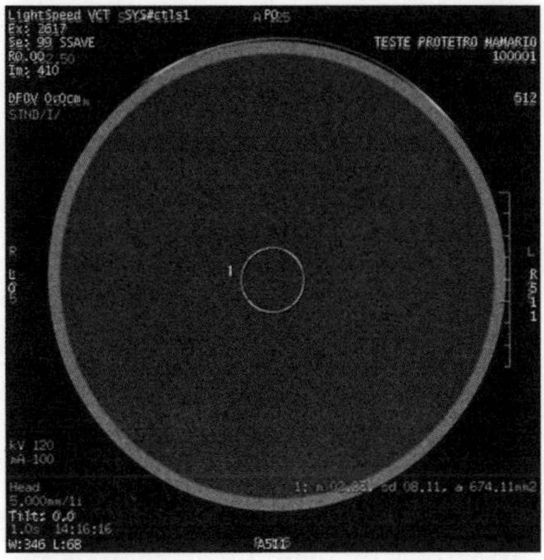

FOTO 15 – RUÍDO × mAs. 100 mAs (sd = 8,1).
Fonte: imagem cedida pela empresa de física médica RAD & Associados, São Paulo.

O aumento do **parâmetro de kVp** possibilita feixes mais penetrantes. As incertezas de detecção são minimizadas pela presença de menos ruído na imagem. As fotos 16 e 17 mostram a variação do ruído em função das alterações do kVp. Por exemplo, para uma técnica com 80 kVp em pediatria, a presença do ruído é 70% maior em comparação a 120 kVp. A relação entre os parâmetros de kVp e ruído é $1/\sqrt{kVp}$.

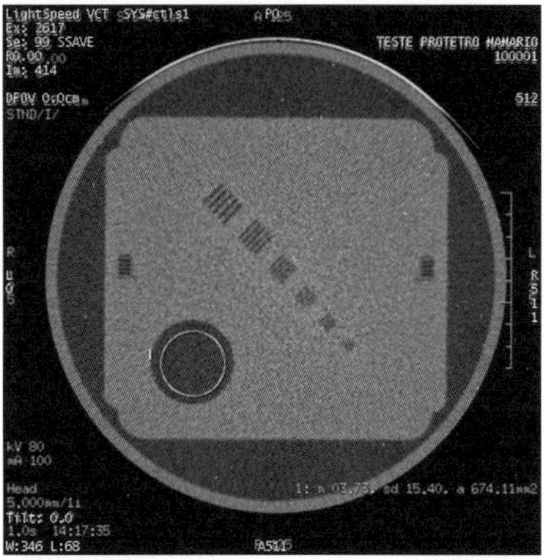

FOTO 16 – SIMULAÇÃO COM 80 kVp (SD = 15,4).
Fonte: imagem cedida pela empresa de física médica RAD & Associados, São Paulo.

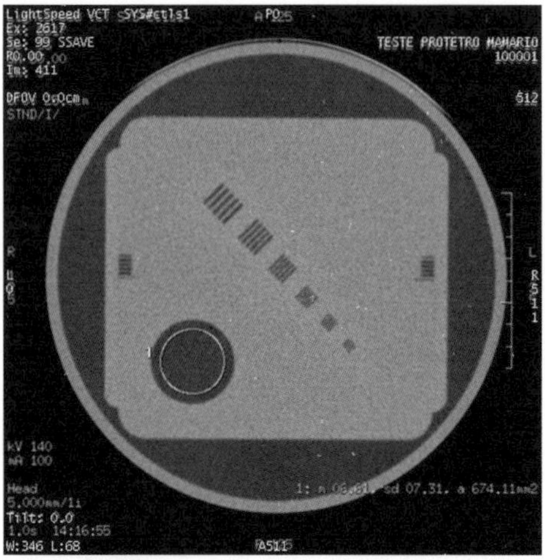

FOTO 17 – 140 kVp (SD = 7,3).
Fonte: imagem cedida pela empresa de física médica RAD & Associados, São Paulo.

Métodos de aquisição

Nas aquisições sequenciais e espirais, a colimação determina o valor da espessura de corte. Em TCMD, a largura do feixe é selecionada eletronicamente, pela combinação entre a abertura do colimador e a seleção dos detectores.

Com a redução da **espessura de corte**, observa-se uma melhora da resolução espacial, devido à redução do efeito de volume parcial. Entretanto, as características das imagens são alteradas, o contraste é degradado pelo aumento do ruído pela redução da quantidade de fótons detectados (fotos 18 e 19).

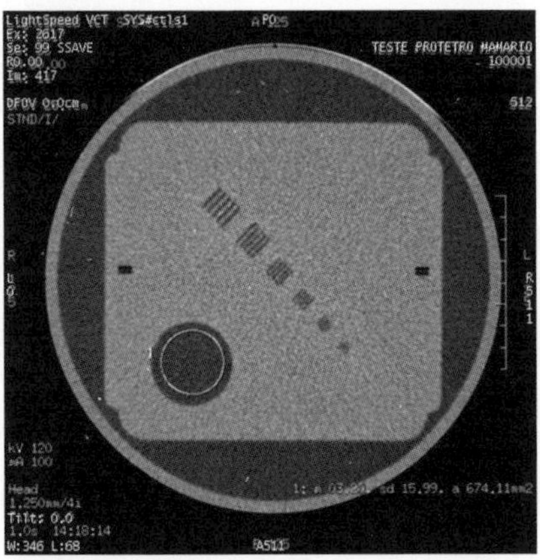

FOTO 18 – 4 IMAGENS DE 1,25 MM.
Fonte: imagem cedida pela empresa de física médica RAD & Associados, São Paulo.

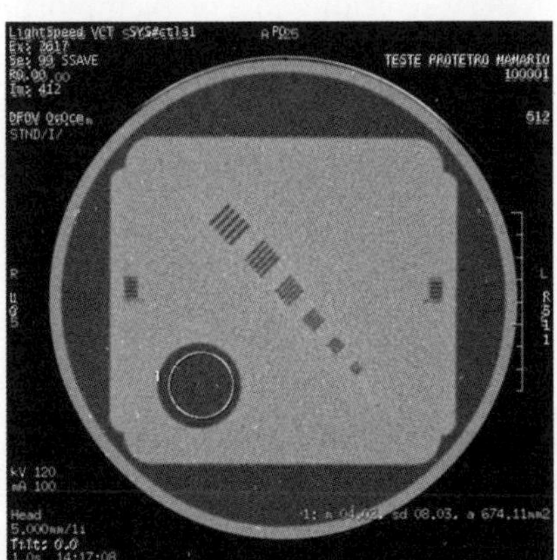

FOTO 19 – SIMULAÇÃO COM 5,0 MM.
Fonte: imagem cedida pela empresa de física médica RAD & Associados, São Paulo.

Em sistemas de corte único, os valores de resolução espacial no plano longitudinal (z) podem variar de 1 mm a 10 mm, dependendo da espessura de corte selecionada. Para as aquisições com múltiplos detectores a resolução é influenciada pela seleção da largura dos detectores e pelo número de canais DAS de detecção. Atualmente, é possível, com essa tecnologia, a obtenção de imagens com valores de resoluções de 7 pl/cm a 15 pl/cm (0,7 mm a 0,3 mm).

Campo de visão

O campo de visão do equipamento é chamado de FOV (de *Field of View*); trata-se de um parâmetro relativo ao isocentro do *gantry*. Para a visualização de pequenos objetos – e também para restringir a imagem a uma região de interesse –, utiliza-se na seleção da técnica de aquisição de imagem um tamanho do FOV pequeno, por exemplo em exames cardíacos.

Quando da seleção da técnica, é selecionado o *display* do campo de visão (DFOV), que é menor do que o tamanho do FOV. A limitação da aquisição à área de interesse produz uma magnificação da imagem de interesse, possibilitando que se obtenha melhor resolução espacial, porém com aumento de ruído e degradação do parâmetro de contraste (fotos 20 e 21).

O tamanho do pixel é determinado pela matriz de aquisição de dados e pelo tamanho do FOV selecionado. Por exemplo, para um exame de corpo com FOV de 50 mm e com uma matriz 512^2, o tamanho do pixel é um pouco menor do que 1,0 mm. No entanto, fazendo a magnificação com um FOV de 10 cm, o tamanho do pixel será de 0,2 mm, e com isso se melhora a resolução espacial, porém com aumento do ruído.

Algoritmos de reconstrução

Através da aplicação de filtros Kernel é possível determinar o grau desejado de suavização ou de realce de borda das imagens. A escolha desses filtros envolve um compromisso entre resolução espacial, contraste e ruído. A reconstrução de imagem com filtros de suavização reduzem o ruído, porém a resolução é degradada (fotos 22 e 23).

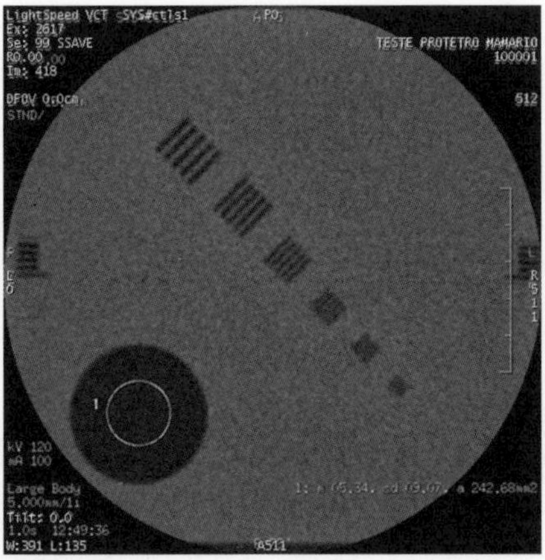

FOTO 20 – FOV = 25.
Fonte: imagem cedida pela empresa de física médica RAD & Associados, São Paulo.

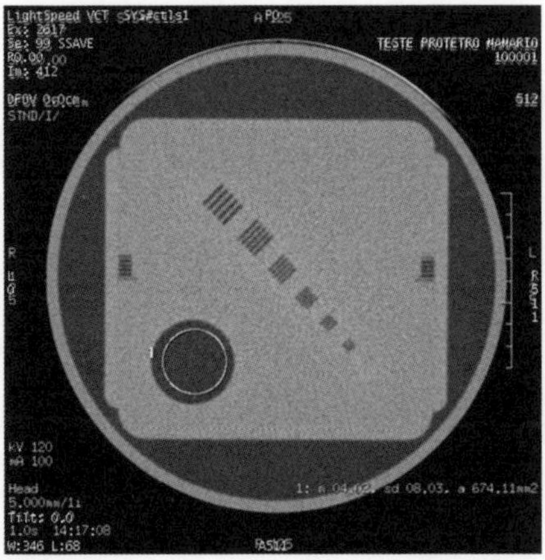

FOTO 21 – FOV = 50.
Fonte: imagem cedida pela empresa de física médica RAD & Associados, São Paulo.

Nas aquisições com corte único, quando o *background* apresenta um ruído excessivo, observa-se uma degradação de contraste na imagem. Para minimizar esse efeito, é necessária a reconstrução das imagens em cortes mais espessos. Isso, porém, causa uma degradação em termos de resolução espacial. Tal fato não ocorre nas aquisições com a TCMD pela seleção de detectores mais finos, pois há melhora na resolução espacial e o contraste é mantido apenas pela reconstrução em cortes mais espessos.

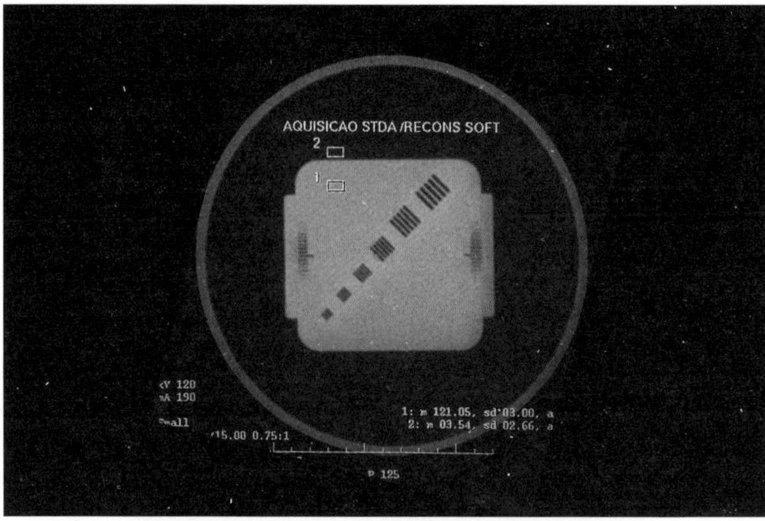

FOTO 22 – RECONSTRUÇÃO COM FILTRO PADRÃO (STD).
Fonte: imagem cedida pela empresa de física médica RAD & Associados, São Paulo.

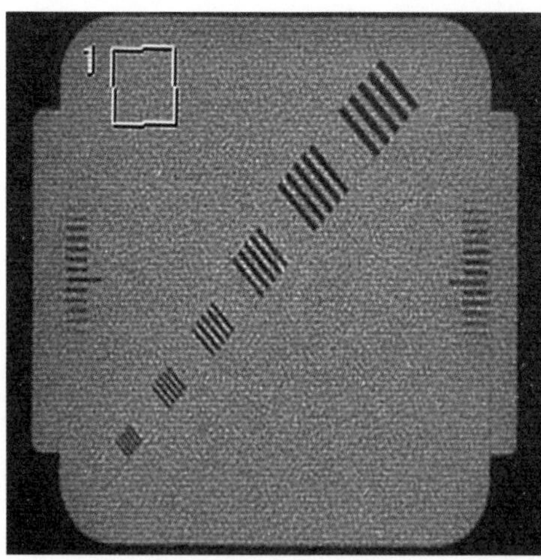

FOTO 23 – RECONSTRUÇÃO COM FILTRO DE ALTA RESOLUÇÃO.
Fonte: imagem cedida pela empresa de física médica RAD & Associados, São Paulo.

Algoritmos de pós-processamento

O valor de cada pixel pode ser alterado quanto à escala de cinzas da imagem, modificando-se o contraste. A seleção de um nível da janela (WL) apropriado permite visualizar a densidade do tecido em uma área de interesse, pelo posicionamento do valor de WL o mais próximo do número de TC do tecido que se deseja visualizar. Larguras de janelas (WW) mais estreitas são utilizadas para detectar variações nas características de limitadas estruturas, enquanto janelas (WW) mais abertas possibilitam a ampliada visualização das diversas estruturas incluídas nas imagens. As fotos 24 e 25 mostram a utilização de diferentes níveis de contraste das imagens, pela seleção de WW e WL.

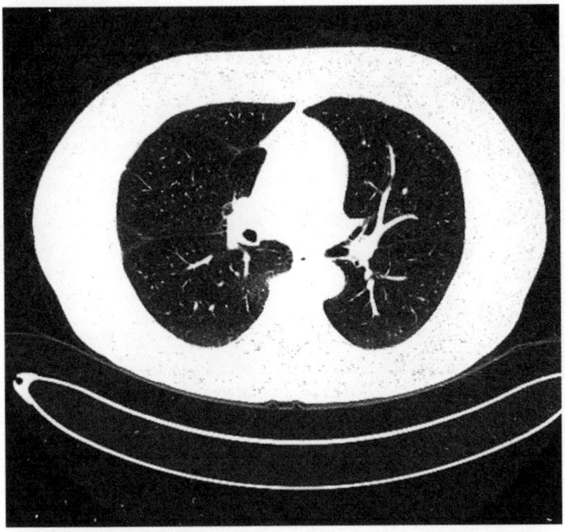

FOTO 24 – WW = 1.200; WL = - 800.
Fonte: imagem cedida pelo Hospital do Coração, São Paulo.

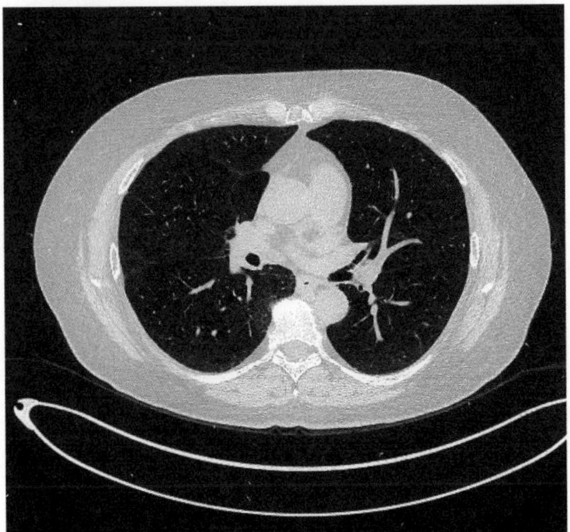

FOTO 25 – WW = 2.000; WL = - 800.
Fonte: imagem cedida pelo Hospital do Coração, São Paulo.

FOTO 26 – SIMULAÇÃO COM FANTOMA E A PRESENÇA DE ARTEFATO CIRCULAR DE RECONSTRUÇÃO.
Fonte: imagem cedida pela empresa de física médica RAD & Associados, São Paulo.

Artefatos

Correspondem ao registro inadequado da estrutura do tecido ou do órgão no sistema de imagens. Esse registro errôneo ocorre pela falta de acuidade das medidas tomográficas. Os artefatos podem apresentar a forma de anéis circulares, estrias com intensas linhas na imagem etc.

Os artefatos com estrias são visualizados pelo plano de corte em imagens de TC e podem ter aparência clara ou escura, como resultado da inconsistência de medidas durante o processo de translação da mesa.

Os artefatos tomográficos também aparecem com aparência mais escura nas situações em que o feixe de radiação não possui capacidade de atravessar os tecidos. Isso ocorre na elevada presença de ruído no centro da imagem, por exemplo, quando das aquisições em que o ombro esta presente no plano da imagem.

O surgimento de grandes anéis circulares no centro da imagem tomográfica está associado a problemas de calibração e/ou desalinhamento entre o tubo e os detectores. Isso é mais comum em tecnologias com cortes únicos. Também é observada em TCDM, principalmente nas primeiras gerações, a presença de pequenos anéis localizados nas periferias, relacionados ao método de aquisição e reconstrução.

O paciente também contribui para a geração de artefatos, pela inconstância respiratória, pela movimentação, pela presença de objetos metálicos e por diferenças de atenuação. Quanto maior o tempo de varredura, pior o parâmetro de resolução temporal e maior a probabilidade de artefatos, devido ao movimento respiratório. Para evitar esse problema, as atuais tecnologias possibilitam tempos de varredura de até 0,3 s. Isso pode ser observado, por exemplo, em exames cardíacos: a rápida aquisição "congela" a imagem do coração, sem que a movimentação desse órgão tenha influência no que se refere a artefatos na imagem.

A presença de objetos metálicos dentro do paciente, como *stents*, próteses, clipes cirúrgicos, obturações dentárias, entre outros, também geram artefatos tomográficos, por conta das diferenças de atenuação no processo de detecção. A foto 26 mostra um dos tipos de artefatos mais comuns.

Controle de qualidade

A verificação dos parâmetros de qualidade de imagem em tomografia computadorizada é preconizada pela portaria 453 da Agência Nacional de Vigilância Sanitária (Anvisa). Esses procedimentos de testes devem ser realizados com simuladores de imagens (foto 27). Sugere-se que os resultados desses testes sejam comparados com as especificações da norma regulamentadora e também com os valores fornecidos pelo fabricante. Vale ressaltar que os procedimentos de controle de qualidade devem ser realizados inicialmente quando da instalação do equipamento, na forma de testes de aceitação. Os resultados obtidos na aceitação do equipamento são importantes na medida em que esses valores devem ser comparados com o desempenho do equipamento ao longo do tempo. As fotos 28, 29, 30 e 31, no final do capítulo, mostram alguns dos testes da Anvisa.

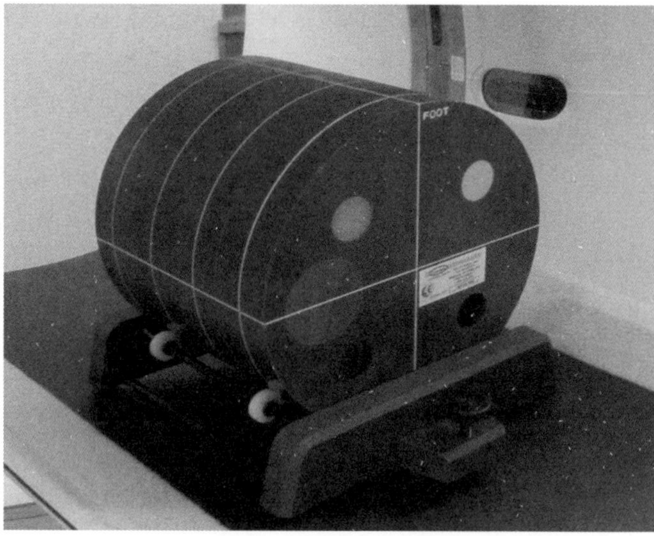

FOTO 27 – SIMULADOR DE QUALIDADE ACR-GAMMEX.
Fonte: imagem cedida pela empresa de física médica RAD & Associados, São Paulo.

Alinhamento do isocentro

O teste é realizado com o fantoma de controle de qualidade posicionado no isocentro, com aquisições em diferentes posições da mesa. O alinhamento deve ser mantido durante os incrementos da mesa com tolerâncias de +/- 5mm. Periodicidade: semestral (ver foto 28).

Espessura de corte

Aquisições com diferentes cortes são realizadas sobre um filme dentro de um envelope. Após a revelação, medem-se as espessuras de corte com uma regra. Alternativa para este teste pode ser obtida com fantoma com tiras metálicas separadas por uma distancia fixa. Dessa forma, a espessura de corte é estimada diretamente na imagem e com tolerâncias de +/- 2mm. Periodicidade: semestral (ver foto 28).

Uniformidade do número TC

O ruído pode ser avaliado com um fantoma de água posicionado no isocentro do *gantry*. Após a reconstrução da imagem, usando um ROI

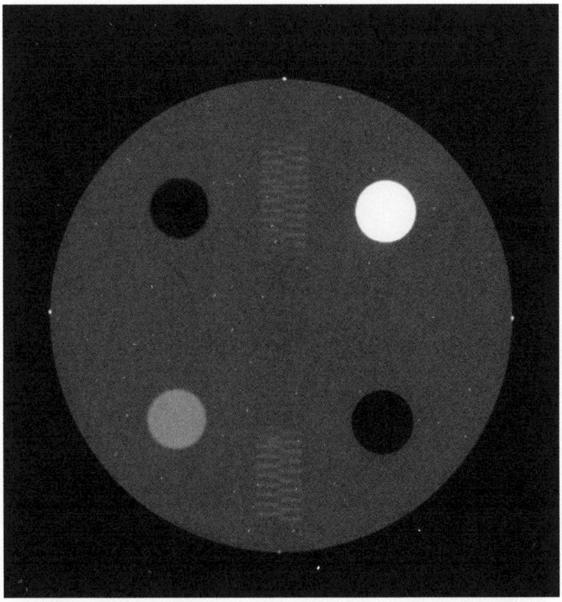

FOTO 28 – IMAGEM DE TESTE DE HU E DE ESPESSURA DE CORTE.
Fonte: imagem cedida pela empresa de física médica RAD & Associados, São Paulo.

pode-se verificar a linearidade do número TC na imagem. A tolerância total aceita para a diferença do número TC dentro dos ROIs deve ser no máximo de +/- 5HU. Periodicidade: semestral (ver foto 28).

Ruído

O desvio padrão do número de TC da imagem de um fantoma uniforme indica a magnitude do ruído estatístico. Este é quantificado em unidades de Hounsfield, para diferentes posições do ROI na imagem. A tolerância deve ser no máximo de +/- 4HU. Periodicidade: semestral (ver foto 29).

Número TC

Utiliza-se um fantoma com objetos de densidade conhecida. Após aquisição da imagem avalia-se o valor do ROI nas áreas de interesse. As recomendações internacionais sugerem um número

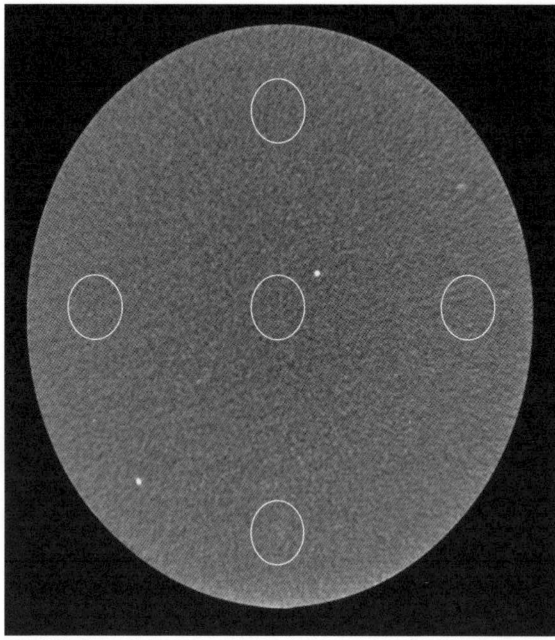

FOTO 29 – IMAGEM DE TESTE DE UNIFORMIDADE E RUÍDO PARA ÁGUA.
Fonte: imagem cedida pela empresa de física médica RAD & Associados, São Paulo.

CT para a água de 0 HU ± 1,5 e para o ar de –1000 HU ±3. Periodicidade: anual (ver foto 28).

Capacidade de detecção de baixo contraste

Consiste na verificação das diferenças entre a atenuação do *background* com objetos cilíndricos inseridos dentro do fantoma. O nível de contraste é especificado em termos do coeficiente linear de atenuação. A verificação do valor do HU do cilindro e do background deve ser inferior a 1%. Periodicidade: semestral ou após a troca do tubo (ver foto 30).

Resolução de alto contraste

Trata-se da habilidade do sistema tomográfico em distinguir pequenos fios agrupados com tamanhos decrescentes inseridos dentro do

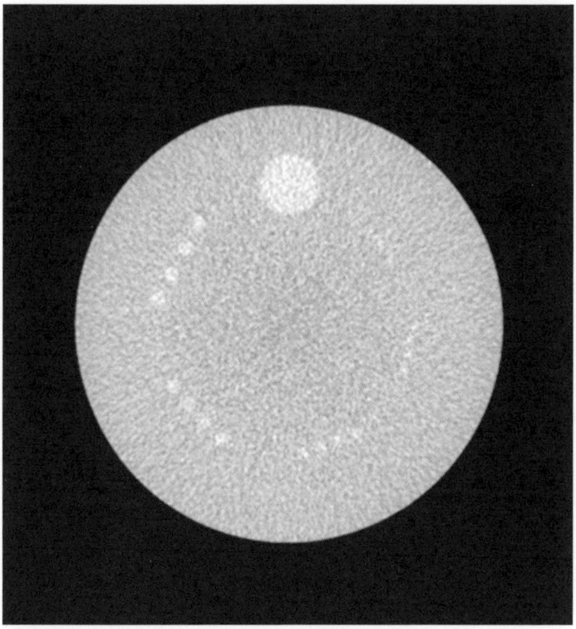

FOTO 30 – IMAGEM DE TESTE DE BAIXO CONTRASTE.
Fonte: imagem cedida pela empresa de física médica RAD & Associados, São Paulo.

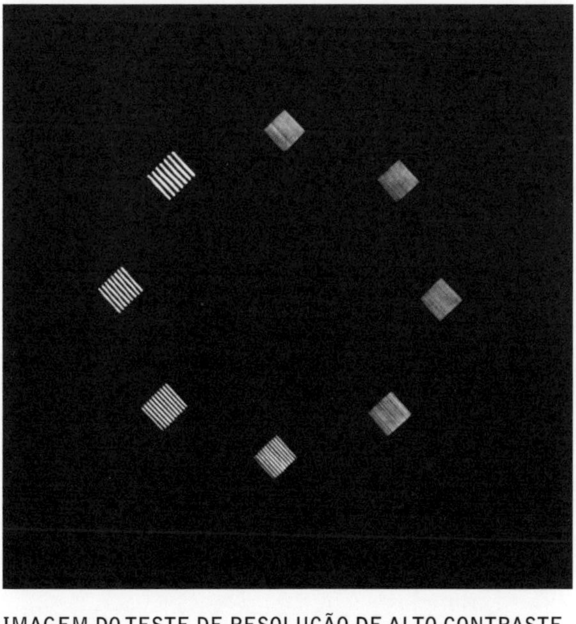

FOTO 31 – IMAGEM DO TESTE DE RESOLUÇÃO DE ALTO CONTRASTE.
Fonte: imagem cedida pela empresa de física médica RAD & Associados, São Paulo.

fantoma. A resolução da imagem pode ser especificada em termos da porcentagem de MTF ou na visualização dos pares de linha da imagem. Periodicidade: semestral ou após a troca do tubo (ver foto 31).

Tomografia computadorizada: doses de radiação

5

O valor da dose depende da seleção dos parâmetros de aquisição e das características dos tecidos submetidos ao processo de varredura tomográfica. Existe um compromisso entre esses parâmetros, de forma que a alteração de um desses modifica os demais e, portanto, afeta a dose de radiação recebida pelo paciente. De acordo com os órgãos internacionais de proteção radiológica, como o International Commitee Radiation Protection (ICRP), estima-se que 50% de toda a dose recebida pela população seja decorrente só dos exames tomográficos. Nesse cenário, preconiza-se que os protocolos de exames sejam ajustados, bem como os usuários conheçam os diversos recursos tecnológicos que os equipamentos disponibilizam na redução da dose. O desafio é a obtenção de imagens de qualidade satisfatória e com baixas doses de radiação. Na população pediátrica, deve-se seguir o princípio Alara (de *as low as reasonable achieved*). Na população adulta, um princípio semelhante é preconizado por iniciativa da Radiological Society of North America (RSNA), denominado *Image Gently.*

Para identificação dos fatores que afetam os níveis de radiação a que os pacientes são submetidos, é necessário que se estabeleçam as grandezas e unidades utilizadas em proteção radiológica (tabela V). A quantidade de radia ção dependerá da combinação da seleção da técnica empregada para a realização dos protocolos de exame, bem como das características dos tecidos submetidos à varredura.

Doses de radiação

Grandezas e unidades

A **exposição** refere-se à quantidade de ionização que é produzida pela radiação ao atravessar o ar. Nesse processo, ocorre a formação de pares de íons, pela transferência da energia da radiação ao meio material.

A radiação pode transferir parte ou a totalidade de sua energia ao atravessar um órgão ou tecido. Essa deposição de energia é chamada **dose absorvida.** A dose dependerá da quantidade de fótons, da energia da radiação e das características dos tecidos. A somatória da dose para o corpo inteiro corresponde à grandeza de **dose equivalente**.

TABELA V – UNIDADES E GRANDEZAS UTILIZADAS EM PROTEÇÃO RADIOLÓGICA

Grandeza	Unidade	Unidade Antiga	Equivalências de unidades
Exposição (x)	C/kg	Roentgen	1 r = 2,58 10^{-4} C/kg
Dose absorvida (D)	Gray (gy)	Rad	1 rad = 10^{-2} Gy
Dose equivalente (H)	Sievert (Sv)	Rem	1 rem = 10^{-2} Sv
Dose efetiva (E)	Sievert (Sv)	Rem	1 rem = 10^{-2} Sv

Fonte: Comissão Nacional de Energia Nuclear, "NE 6.02 – Licenciamento de instalações radiativas", em *Diário Oficial da União*, Brasília, 16-12-1984.

Índices de dose em TC

Para a quantificação dos valores de dose absorvida, foi necessário o estabelecimento de descritores, por exemplo, o **Índice de Dose em Tomografia Computadorizada** (CTDI). Este representa a média da dose para uma série de exposições contínuas ao longo do eixo longitudinal (z).

A determinação da CTDI é obtida com uma câmara de ionização de 100 mm em fantoma de acrílico, que mimetiza as dimensões do crânio (16 cm) ou do corpo (32 cm). O medidor de radiação é posicionado dentro do fantoma nas posições no centro, e na periferia para a aquisição axial (ver foto 32).

Em decorrência das diferentes tecnologias, foi necessário estabelecer diferentes descritores, em termos de CTDI, conforme explicado a seguir.

- **CTDI$_w$**: o valor de dose com a câmara de ionização é obtido para as posições no centro e na periferia do fantoma e divido pela largura do feixe. A dose no centro é aproximadamente a metade da periferia com o fantoma de corpo, e, por essa razão, é necessária a aplicação de uma ponderação (w) nos valores de dose:

$$CTDI_w = 2/3 \text{ da } CTDI_{\text{periferia}} + 1/3 \text{ da } CDTI_{\text{centro}}$$

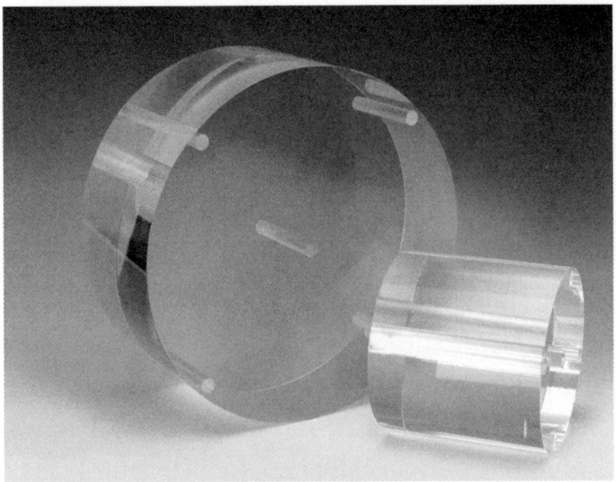

FOTO 32 – FANTOMA DE DOSE (CRÂNIO E CORPO).
Fonte: imagem cedida pela empresa Radcal Corporation.

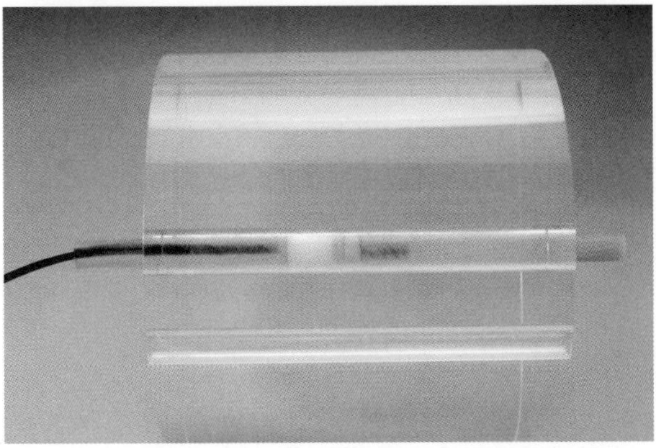

FOTO 33 – CÂMARA DE IONIZAÇÃO NA POSIÇÃO CENTRAL DO FANTOMA.
Fonte: imagem cedida pela empresa Radcal Corporation.

- **$CTDI_{vol}$**: o descritor $CTDI_w$ representa uma média da dose, porém somente no plano axial. Entretanto, para as diferentes séries de varreduras, ocorre a irradiação dos tecidos adjacentes, pela sobreposição dos cortes. Portanto, um segundo descritor foi introduzido com relação à aquisição volumétrica, com a inclusão do número de cortes (N), a largura do corte (T) e o incremento entre os sucessivos cortes (I). O parâmetro de dose para os escâneres sequenciais é dado por:

$$CTDI_{vol} = CTDI_w \,.\, (N \,.\, T/I) = CTDI_w \,/\, \textit{pitch}$$

- **DLP**: para determinado protocolo, o valor da $CTDI_{vol}$ é sempre o mesmo, independentemente do comprimento da varredura. Portanto, também foi necessário o estabelecimento do descritor DLP (de *Dose Lenght Product*), que expressa a dose total considerando-se também o comprimento da varredura, sendo descrita como:

$$DLP = CTDI_{vol}\ (Gy)\ .\ \text{comprimento da varredura (cm)}$$

- **Dose efetiva (E)**: os descritores de $CTDI_w$, $CTDI_{vol}$ e DLP dependem da seleção da técnica de exames e são disponibilizados no monitor do equipamento tomográfico. A estimativa do risco de radiação em pacientes é expressa em dose efetiva (E) e é determinada pela simples multiplicação do valor da DLP pelo fator k de cada região anatômica (tabela VI), sendo:

$$E = DLP\ .\ k$$

TABELA VI – FATORES DE CONVERSÃO DE DLP PARA E

Região anatômica	Fator k (mSv/mGy.cm)	E (mSv)
Pélvis	0,015	4 a 5
Abdome	0015	5 a 7
Crânio	0,0021	1 a 2
Tórax	0,014	5 a 7

Fonte: adaptada de Mahadevappa Mahesh (org.), *MDCT Physics: the Basics: Technology, Image Quality and Radiation Dose*, cit., p. 1.546.

Fatores que afetam a dose

Os parâmetros envolvidos na geração do feixe de raios X, assim como aqueles relacionados à técnica do exame, influenciam a qualidade das imagens, bem como a dose. Para que seja possível estabelecer uma estratégia adequada de redução de dose, faz-se necessária a compreensão da inter-relação desses fatores. Por exemplo, a escolha da tensão do tubo (kVp) determina principalmente a qualidade do feixe (penetração da radiação), embora também influencie a quantidade de fótons emitida pelo tubo de raios X. O aumento de kVp implica maior dose de radiação no paciente, menor ruído na imagem e redução do contraste.

A seleção do mAs produz uma variação linear da dose recebida pelo paciente, e o incremento desse parâmetro reduz também o ruído, embora não altere diretamente a resolução de alto contraste. Quando se deseja, por exemplo, caracterizar a presença de cálculos renais, deve-se utilizar uma técnica de baixo kVp, pois o aumento deste pode produzir um feixe muito penetrante, que limita a caracterização do cálculo. Nesse mesmo cenário, o mAs deve ser adequado para que o nível de ruído seja tal que possibilite uma imagem diagnóstica.

Deve ficar claro que os aparelhos de TC não possuem câmaras de ionização incorporadas, e os valores de dose que fornecem são estimativas baseadas em estudos de fantomas. Esses valores de dose servem, portanto, apenas como referência. Para cada protocolo de exame, os aparelhos geram valores de CTDI e DLP, como ilustrado nas tabelas VII e VIII.

TABELA VII – VALORES DE DOSE PARA DIFERENTES PARÂMETROS DE kVp COM A TÉCNICA FIXADA COM 300 mAs E 10 MM

mAs	$CTDI_w$ (mGy) Crânio	$CTDI_w$ (mGy) Corpo
100	13	5,7
200	26	12
300	40	18
400	53	23

Fonte: adaptada de Michael McNitt, "Radiation Dose in CT", em *Radiographics AAPM/RSNA Tutorial for Residents*, 22 (6), Chicago, 2002, p. 1.541.

TABELA VIII – VALORES DE DOSE 120 kVp E DIFERENTES mAs

Energia (kVp)	$CTDI_w$ (mGy) Crânio	$CTDI_w$ (mGy) Corpo
140	55	25
120	40	18
100	26	11
80	14	5,8

Fonte: adaptada de Michael McNitt, "Radiation Dose in CT", em *Radiographics AAPM/RSNA Tutorial for Residents*, cit., p. 1.546.

Parâmetros que influenciam a dose

Relacionados ao feixe de raios X

São o kVp, o mA, o tempo de exposição, o foco (ponto focal) e a filtração. Os parâmetros do feixe, como discutido anteriormente, influenciam diretamente a quantidade de radiação recebida, seja pela quantidade, seja pela qualidade dos fótons.

kVp

O aumento desse parâmetro determina maior radiação. Um aumento de 10% na energia. Protocolos de alto kVp são geralmente utilizados em pacientes com maior índice de massa corpórea, e naqueles protocolos nos quais queremos estudar estruturas ósseas, por exemplo. Em pediatria, é possível utilizar protocolos com menor kVp.

mAs

É o produto do mA (corrente do tubo) pelo tempo de exposição e se correlaciona linearmente com a dose de radiação. Deve ser utilizado o menor valor possível que gere imagens com níveis aceitáveis de ruído, que não interfiram de forma deletéria na capacidade diagnóstica.

FILTRAÇÃO

Os filtros empregados na janela do tubo de raios X aumentam a energia média do feixe, limitando o número de fótons de baixa energia que irradiam de forma desnecessária o paciente. Filtros adicionais podem ser utilizados, embora esta prática seja incomum.

Relacionados à aquisição

São a colimação, o *Pitch*, a matriz, e o *field of view* (FOV) e a largura do feixe?

COLIMAÇÃO

O colimador seleciona a largura do feixe nas aquisições de corte único, determinando a espessura de corte e o número de fótons transmitidos. Como o parâmetro de CTDI é relativo à porção irradiada, o valor da dose é muito próximo para as diferentes colimações. Entretanto, isso não ocorre nas pequenas espessuras de corte, pois nessas situações se observa um aumento da sobreposição da irradiação, com consequente aumento da dose. Menores colimações aumentam a presença de penumbras na periferia e o aumento da dose.

LARGURA DO FEIXE

Nas aquisições com múltiplos detectores, a largura do feixe é estabelecida pelo número de canais (N) e pela espessura do detector (T). A quantidade total da radiação emitida pelo feixe e que atinge o paciente no isocentro produz similares $CTDI_w$, desde que seja mantida a largura do feixe. No entanto, a eficiência geométrica de detecção é afetada pelo aumento da porção de radiação dispersa na periferia dos detectores.

As tabelas IX e X indicam o efeito da colimação em termos da dose de radiação.

TABELA IX – VALORES DE DOSE PARA DIFERENTES ESPESSURAS COM 120 kVp E 300 mAs; AQUISIÇÃO EM CORTE ÚNICO

Colimação (mm)	$CTDI_w$ (mGy) Crânio	$CTDI_w$ (mGy) Corpo
1	45	19
3	41	18
5	40	18
10	40	18

Fonte: adaptada de Michael McNitt, "Radiation Dose in CT", em *Radiographics AAPM/RSNA Tutorial for Residents*, cit., p. 1.547.

TABELA X – VALORES DE DOSE COM MÚLTIPLOS DETECTORES

Colimação N × T (mm)	Feixe (mm)	$CTDI_w$ (mGy) Crânio	$CTDI_w$ (mGy) Corpo
4 × 1,25	5	62	33
2 × 2,5	5	62	33
4 × 2,5	10	46	24
4 × 5,0	20	40	20

Fonte: adaptada de Michael McNitt, "Radiation Dose in CT", em *Radiographics AAPM/RSNA Tutorial for Residents*, cit., p. 1.547.

PITCH (P)

A relação entre a dose e o *pitch* é inversamente proporcional. Quanto maior o valor do *pitch* utilizado na aquisição, menor a dose, e vice-versa (tabela XI). A limitação desse parâmetro é a resolução espacial, pois ao aumentar muito o *pitch* criam-se áreas cuja quantidade de informação disponível para o detector é limitada ou até mesmo omitida. Nos exames de tórax, podemos empregar rotineiramente valores mínimos de P ao redor de 1,2, enquanto nos exames cardíacos esse valor é usualmente inferior a 0,2.

TABELA XI – VALORES DE DOSE PARA DIFERENTES VALORES DE *PITCH* COM 120 kVp, 300 mAs E 10 MM

Pitch	$CTDI_w$ Crânio	$CTDI_w$ Corpo
0,5	80	36
0,75	53	24
1,0	40	18
1,5	27	12
2,0	20	9

Fonte: adaptada de Michael McNitt, "Radiation Dose in CT", em *Radiographics AAPM/RSNA Tutorial for Residents*, cit., p. 1.548.

MATRIZ E FOV

Conforme discutido anteriormente, a relação entre matriz e FOV determina o tamanho do pixel, e se somarmos o valor da colimação teremos o tamanho do voxel. Quanto maior o pixel/voxel, menor o ruído, e vice-versa. Se tivermos uma menor quantidade de ruído, teremos uma preservação do contraste e poderemos, então, utilizar um menor mAs. Por exemplo, nos exames de tomografia de alta resolução do tórax, ao empregarmos cortes muito finos, temos aumento do ruído e necessitamos, consequentemente, de uma dose maior de radiação.

Relacionados ao processamento das imagens

KERNEL

Os filtros de reconstrução do tipo *Kernel* não influenciam a dose de radiação diretamente, mas podem gerar imagens com maior ou menor ruído dependendo do filtro utilizado, oferecendo, assim, uma possibilidade para otimização de dose.

ALGORITMOS

Processos de reconstrução influenciam diretamente a qualidade das imagens/nível de ruído. Os métodos tradicionais (FBP) não oferecem uma grande contribuição no que se refere à redução da dose, enquanto os novos algoritmos iterativos possibilitam grande redução do ruído, preservando a capacidade diagnóstica e minimizando a quantidade de radiação necessária para obtenção de imagens de boa qualidade.

Técnica de exames

O profissional envolvido na realização dos procedimentos de TC deve estar familiarizado com as doses habituais empregadas nesse tipo de exame. Todos os fabricantes disponibilizam valores de referência em função de protocolos padrão (ver tabela XII). Existe uma tendência mundial para que a quantidade de radiação recebida pelos pacientes seja de alguma forma documentada, para conhecimento não só do paciente como também dos profissionais envolvidos.

TABELA XII – VALORES DE DOSE PARA DIFERENTES TÉCNICAS DE EXAME

	Crânio	Tórax	Abdome	Pélvis
Scan (cm)	20	30	30	20
Cortes (mm)	20 × 0,6	64 × 0,6	64 × 0,6	64 × 0,6
kVp	120	120	120	120
mAs	400	200	250	250
$CTDI_{vol}$ (mGy)	46	14,9	18	18
DLP (mGy-cm)	920	460	540	360
Fator k	0,0021	0,0014	0,0015	0,0015
Dose efetiva (mSv)	1,9	6,4	7,8	5,7

Fonte: adaptada de Mahadevappa Mahesh (org.), *MDCT Physics: the Basics: Technology, Image Quality and Radiation Dose*, cit., p. 104.

Estratégias para a redução da dose

Processos de redução de dose são estruturados a partir de protocolos de exames com técnicas mais apropriadas. Os parâmetros de aquisição devem ser ajustados para possibilitar o diagnóstico satisfatório e com baixas doses de radiação.

A determinação do padrão de qualidade da imagem é tarefa do médico radiologista, em conjunto com físicos e técnicos. O médico deve indicar a seleção da técnica a ser utilizada nos exames, considerando também o motivo da solicitação do exame, a idade do paciente, o sexo e o peso referente ao índice de massa corpórea.

O radiologista também deve influenciar a comunidade médica em que atua, pois os exames com baixas doses não alteram substancialmente a capacidade resolutiva do método de diagnóstico, apenas ampliando a presença do ruído nas imagens de alguns protocolos. Entretanto, ainda são recorrentes as situações em que médicos solicitantes de exames errem a percepção de que a imagem apresenta "baixa" qualidade, apenas pela presença do ruído.

É importante também que os profissionais da área tenham noção dos valores de dose nos exames, para, dessa forma, contribuir na determinação da seleção primária do método mais apropriado ao diagnóstico. Por exemplo, na realização de raios X de seios da face em pacientes pediátricos com suspeita de sinusite, a dose efetiva é menor do que 0,1 mSv, ao passo que em TC a dose é maior do que 2,5 mSv.

Posicionamento: um posicionamento adequado no isocentro do *gantry* reduz a quantidade de radiação recebida e melhora a qualidade do exame.

***Scout*/topograma:** deve ser limitado ou até mesmo suprimido quando não se faz necessário. Quando utilizado, deve-se empregar baixa dose de radiação, já que não contribui usualmente para o diagnóstico.

kVp, FOV, filtros, *pitch*, tempo de rotação: devem ser otimizados, como discutido anteriormente.

Exame limitado: uma alternativa para a redução de dose pode ser obtida com a obtenção de apenas um curto segmento da anatomia e não o exame completo, por exemplo, em um exame de controle de um nódulo pulmonar. Isso é útil na medida em que, nesses exames, só há interesse no aspecto evolutivo da lesão, portanto é possível limitar a região que receberá radiação e, assim, minimizar a exposição de outras áreas do paciente.

Modulação: existem diferentes estratégias de modulação da radiação durante a aquisição tomográfica, dependendo de cada fabricante. Essas estratégias têm em comum o fato de analisar a anatomia da região de interesse e adequar a radiação, minimizando-a no local em que se faz menos necessária ou onde é mais deletéria. Para exemplificar essa tecnologia, vamos utilizar o exame de TC do tórax como referência. Nesse exame, na região em que os ombros são incluídos necessitamos de maior penetração para evitar artefatos, enquanto no meio do tórax temos menos estruturas densas, demandando menor quantidade de radiação. Por outro lado, nas pacientes do sexo feminino deve-se tomar um cuidado adicional para não ser irradiada a região mamária. A modulação de dose no tórax deve se adequar e essas variáveis, ajustando a dose à região anatômica envolvida. As diferentes estratégias de modulação de dose devem ser utilizadas de acordo com as recomendações de cada fabricante.

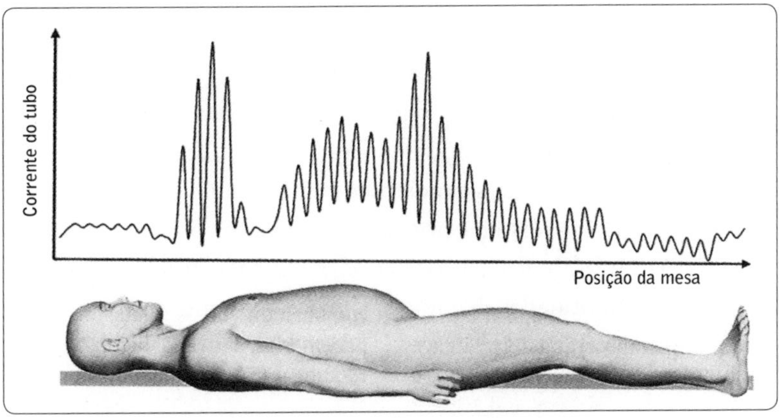

FIGURA 35 – CONTROLE AUTOMÁTICO DE EXPOSIÇÃO (AEC).
Fonte: adaptada de Mahadevappa Mahesh (org.), *MDCT Physics: the Basics: Technology, Image Quality and Radiation Dose*, cit., p. 122.

Reconstrução: os algoritmos de reconstrução não exercem um efeito direto na dose de radiação. Entretanto, recentemente os fabricantes têm disponibilizado outras classes de reconstrução utilizando algoritmos iterativos em vez de BPF. Modelos baseados em algoritmos iterativos de reconstrução (MBIR, de *Model-Based Iterative Reconstruction*) permitem uma drástica redução da presença do ruído e com melhora na resolução espacial, e, portanto, na aquisição de imagens é requerida uma quantidade menor na dose de radiação. Devido à complexidade computacional, a utilização do MBIR requer um tempo mais longo de reconstrução, e esse algoritmo precisa ser adaptado para um modelamento estatístico da reconstrução (ASIR). Com essa medida, aumenta-se a rapidez de processamento.

Avanços tecnológicos: os fabricantes têm se empenhado na questão da redução de dose, e diferentes estratégias além daquelas já discutidas estão sendo implementadas:

- inserção de anéis no ânodo, para a supressão da radiação secundária;
- suportes adicionais no ânodo, para minimizar a vibração do tubo e, assim, reduzir a formação de penumbras na periferia do detector;
- inserção de sistemas rotacionais na saída do feixe, o que permite uma melhora da eficiência geométrica de detecção, possibilitando que os usuários utilizem técnicas com menores doses de radiação;
- utilização de diferentes tipos e espessuras de filtros para endurecimento do feixe, bem como o emprego de colimadores dinâmicos com abertura e reguláveis durante a aquisição, o que também possibilitam limitar a radiação às áreas de interesse, possibilitando menores exposições ao paciente.
- novos materiais nos detectores, mais sensíveis à radiação, o que tem permitido aos usuários da TCMD a utilização de técnicas com menores quantidades de radiação, principalmente em protocolos de exames com pacientes obesos e de grandes regiões anatômicas, como a pélvis e os ombros.

Efeitos biológicos das radiações

Em termos de danos biológicos decorrentes das radiações ionizantes, os efeitos deletérios são classificados como determinísticos ou estocásticos.

Nos efeitos determinísticos, observa-se um elevado número de células que morrem, em decorrência de grandes exposições de radiação, em curtos intervalos de tempo. Por exemplo, no acidente nuclear ocorrido em março de 2011 na usina de Fukushima, no Japão, os trabalhadores que foram expostos poderão apresentar esses efeitos. No entanto, para o surgimento de efeitos determinísticos é necessário que a dose de radiação recebida seja maior do que um valor mínimo, ou seja, abaixo de um limiar de dose não se observa o efeito determinístico.

Os efeitos biológicos estocásticos não apresentam limiar de dose, em que a probabilidade de ocorrência do câncer, por exemplo, é maior com o aumento da dose recebida. Esse tipo de efeito poderá ser observado nas populações vizinhas a Fukushima. Para a faixa de energia utilizada em diagnóstico por imagens, em termos de efeitos biológicos, apenas consideramos o estocástico.

Os riscos associados de que as radiações induzem ao câncer são de 5% para cada 1 Sv. Portanto, para cada 10 mil pacientes que receberam 10 mSv, a radiação pode induzir cinco tipos de câncer adicionais.

PET: bases físicas

6

Os conceitos de física aplicados aos sistemas PET são relacionados à emissão e à detecção da radiação. A emissão é obtida pela desintegração de um elemento radioativo. A detecção consiste na deposição da energia dos fótons. A aniquilação do pósitron ($ß^+$) produz a emissão de dois fótons em direções opostas. A radiação, ao atingir os detectores, é convertida em cintilações. Os dados de detecção são convertidos em sinais, que são analisados por sistemas eletrônicos.

Nestes tomógrafos, não se utilizam colimadores, mas circuitos eletrônicos de coincidência. Estes são ajustados para verificar se os fótons originados da aniquilação do $ß^+$ alcançam os pares de detectores no mesmo tempo.

A energia dos dois fótons emitidos e que é depositada nos cristais deve estar dentro de uma faixa predeterminada pelo equipamento. Portanto, se os dois fótons estiverem enquadrados nas janelas temporais e de energia, serão aceitos como eventos de coincidência.

Os dados relativos às coincidências de detecção são transmitidos ao computador para a reconstrução da imagem tomográfica e, assim, identificar a distribuição de radionuclídeos no órgão em estudo. Atualmente, os algoritmos empregados para a reconstrução de imagem utilizam métodos algébricos e se baseiam em técnicas iterativas.

As bases físicas de PET são fundamentais para a compreensão das bases tecnológicas e a qualidade das imagens, que serão apresentadas nos próximos capítulos.

Emissão

A estrutura da matéria é constituída de átomos e de elétrons. No núcleo atômico, estão inseridos os nêutrons (n) e os prótons (p). A soma desses componentes determina o número de massa atômica.

O átomo é referido como estável quando, no núcleo, o número de n = p. Quando o núcleo é instável ($p \neq n$), são emitidos fótons gama e/ou partículas. A instabilidade nuclear é chamada de radioatividade.

Os elementos radioativos que apresentam o mesmo número de prótons (z) recebem o nome de **radioisótopos** e são caracterizados pela energia de desintegração, pelo tipo de emissão e por sua velocidade de desintegração.

Para alguns radioisótopos, devido à sua instabilidade nuclear ocorre a emissão de um elétron com carga positiva, que referimos como **pósitron** ($ß^+$). Essa partícula, em contato com o elétron do meio em que interage, aniquila-se emitindo dois fótons em direções opostas (figura 36).

O número de desintegrações emitido pelo núcleo de um elemento instável por tempo é chamado de **atividade radioativa**. Por exemplo, para uma atividade de uma amostra radioativa com 370 MBq (10 mCi), ocorrem 3,7 10^8 desintegrações por segundo (dps).

O período de tempo em que o valor da atividade radioativa diminui à metade de seu valor inicial é chamado meia-vida ($T_{1/2}$). Os principais radioisótopos utilizados em PET e suas características são apresentados na tabela XIII.

TABELA XIII – CARACTERÍSTICAS DOS PÓSITRONS

Radioisótopos	$T_{1/2}$ (min)	Emax (MeV)
Carbono-11	20,4	0,95
Nitrogênio-13	9,9	1,19
Oxigênio-15	2,0	1,73
Flúor-18	109,8	0,65
Gálio-68	68	1,89
Rubídio-82	1,3	3,35

Fonte: adaptada de Gopal B. Saha, *Basics of PET Imaging*. Nova York: Springer, 2004, p. 11.

Detecção da radiação

Quando da aniquilação do pósitron ($ß^+$), são emitidos dois fótons em direções opostas, em aproximadamente 180°. A radiação gama emitida pela aniquilação dos $ß^+$ é captada pelos pares de detectores e transformada em luz. A cintilação produzida é proporcional à energia depositada pela radiação no detector.

Para compreender esse processo de detecção, deve-se considerar que a emissão dos dois fótons em direções opostas forma uma linha reta. Essa linha permite que os pares de detectores posicionados no campo de visão (FOV) sejam conectados. Para ser aceito como evento de cintilação, é necessário que os dois fótons produzidos pela aniquilação do ß⁺ alcancem os pares de detectores ao mesmo tempo e com similar energia.

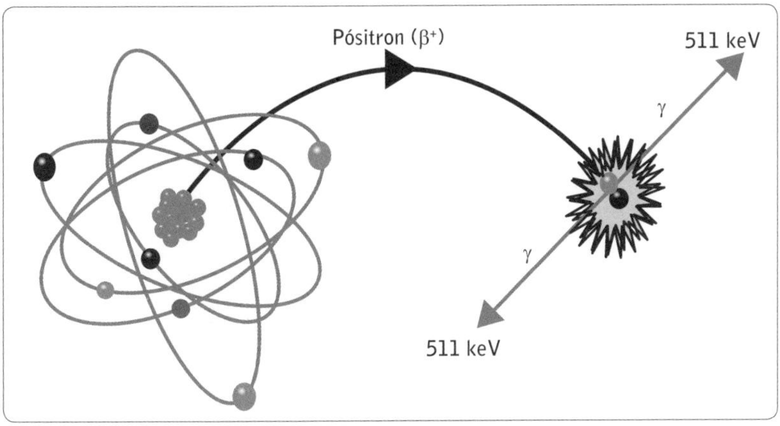

FIGURA 36 – ANIQUILAÇÃO DO PÓSITRON E FORMAÇÃO DOS DOIS FÓTONS GAMA COM ENERGIA DE 511 kEv, PROPAGANDO-SE EM SENTIDO OPOSTO.
Fonte: adaptada de Solange Amorim Nogueira, *Comparação de sistemas PET 2D x 3D*, dissertação de mestrado (São Paulo: Unifesp, 2009), p. 11.

Tipos de coincidência

Os fótons, ao atingir os pares de detectores, formam linhas de resposta de coincidências (LRC), que correspondem aos sinais de coincidências. Quando as linhas de resposta (figura 37) são originadas da desintegração de um mesmo ß⁺, chamamos esse fenômeno de **coincidências verdadeiras** (figura 38).

No processo de detecção, também pode acontecer de outras LRC serem originadas pela aniquilação de dois ß⁺ distintos. Com isso, dois fótons alcançam ao mesmo tempo os pares de cristais. Essas coincidências não são verdadeiras e recebem o nome de **coincidências randômicas** (figura 39).

Outra possibilidade de registro de eventos de cintilação diz respeito a um fóton com energia de 511 keV da LRC e outro fóton de espalhamento devido ao efeito Compton também estarem presentes nas detecções. Essas são chamadas de **coincidências de espalhamento** (figura 40).

O esforço dos pesquisadores e dos fabricantes consiste em maximizar a detecção de coincidências verdadeiras, minimizando até onde possível a contribuição de eventos randômicos e de espalhamento. Mais detalhes serão fornecidos adiante.

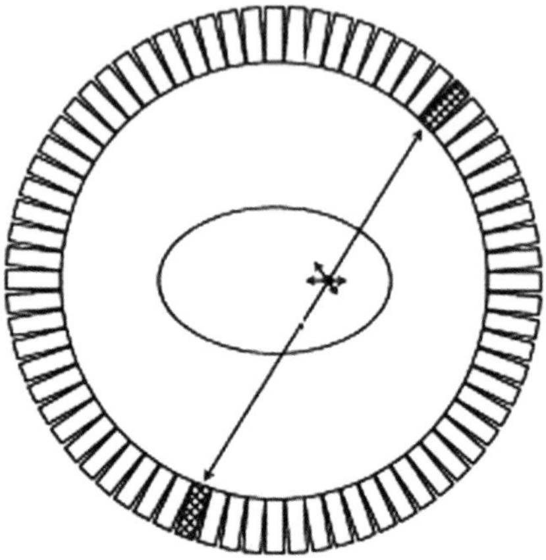

FIGURA 37 – LINHAS DE RESPOSTA DE COINCIDÊNCIA (LRCs).

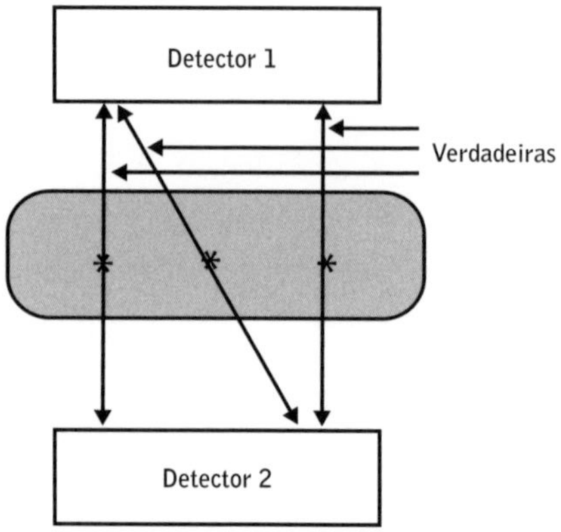

FIGURA 38 – EVENTOS DE COINCIDÊNCIAS VERDADEIRAS.

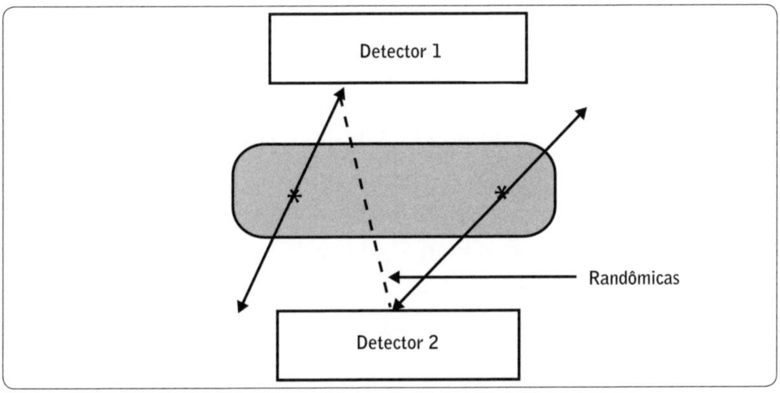

FIGURA 39 – EVENTOS DE COINCIDÊNCIAS RANDÔMICAS.

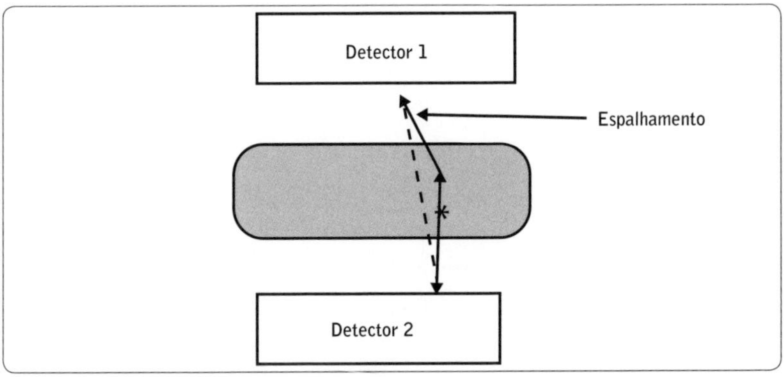

FIGURA 40 – EVENTOS DE COINCIDÊNCIAS DE ESPALHAMENTO.

Propriedades dos detectores

Os cristais de detecção, por causa de sua estrutura interna, atuam com certa heterogeneidade, além de apresentarem variações randômicas na produção de luz. Portanto, todos os materiais detectores utilizados nos atuais sistemas de PET comerciais. ainda apresentam uma baixa capacidade quanto à resolução em termos de energia.

As características dos cristais utilizados como detectores dependem de seu número atômico (z), da densidade (ρ), do valor do coeficiente de atenuação linear (μ) e do tempo de resposta quanto à emissão de luz de cintilação. Essas propriedades estão relacionadas com o poder do detector em absorver a radiação e transformá-la em luz de forma satisfatória, contribuindo com a eficiência da detecção.

A distância percorrida pelos fótons ao atravessarem o detector até a sua completa absorção é chamada de **poder de fretamento**. Por essa razão, os cristais têm de apresentar de 20 mm a 30 mm de espessura para poder frear os fótons de 511 keV. Quanto maior a espessura do cristal, maior o poder de fretamento de radiação. No entanto, a luz produzida é dispersa no cristal, reduzindo-se a intensidade do sinal disponibilizada aos circuitos eletrônicos e afetando-se a eficiência de detecção.

Após a detecção da radiação, o átomo do cristal é elevado a um nível de maior energia. Esse tempo de excitação, porém, é curto, e o átomo rapidamente decai ao seu estado fundamental. Em seguida, ocorre a emissão de fótons de luz na forma de cintilações. Durante essa emissão de luz, o cristal permanece insensível à radiação – esse fenômeno é chamado de **tempo morto**. Quanto maior o tempo de decaimento do cristal, menor a eficiência de detecção. O tempo de decaimento varia de 25 ns a 300 ns, dependendo do material de cintilação utilizado com detector.

O cristal utilizado como detector pode produzir de 2 até 60 fótons de luz para cada keV de energia depositada pela radiação. Tal propriedade é chamada de **eficiência de detecção**, que representa o rendimento do cristal em transformar radiação em luz. Os primeiros sistemas PET utilizavam detectores de NaI (iodeto de sódio), com rendimento de 38 flashes de luz para cada keV de energia depositada. Portanto, para a energia de 511 keV eram produzidos aproximadamente 20 mil fótons de luz, contribuindo-se com a eficiência de detecção. Entretanto, em comparação a outros materiais, os cristais de NaI apresentam densidade e atenuação menores. Em decorrência de tais limitações, esses cristais foram substituídos por outros elementos de detecção. A tabela XIV indica as propriedades dos cristais de cintilação, e a figura 41 apresenta um bloco de detectores utilizados em PET.

TABELA XIV – CARACTERÍSTICAS DOS CRISTAIS DETECTORES DE PET

	ρ (g/cm³)	Número atômico (Z)	Tempo de decaimento (ns)	Coeficiente de atenuação μ (cm⁻¹)	Número de fótons (keV)	Resolução de energia (%)
NaI	3,6	51	250	0,34	38	7,8
BGO	7,13	74	300	0,96	6	10
GSO	6,3	59	50	0,67	10	9,5
LSO	7,4	66	40	0,87	29	10,1
LYSO	7,2	65	50	0,87	25	20

Fonte: adaptada de Gopal B. Saha, *Basics of PET Imaging*, cit., p. 20.

Observação: NaI: iodeto de sódio; BGO: ortossilicato de bismuto; GSO: ortossilicato de gadolíneo; LSO: ortossilicato de lutécio; LYSO: ortossilicato de ítrio lutécio.

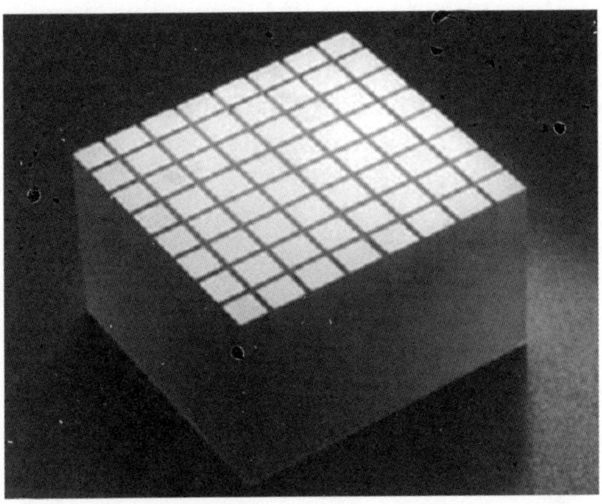

FIGURA 41 – BLOCOS DE CRISTAIS.
Fonte: imagem cedida por General Electric Healthcare.

Janelas de energia

Uma das condições fundamentais para que o evento de cintilação seja aceito pelo sistema de detecção está relacionado com a energia que os fótons de coincidência depositam nos pares de detectores. Para tanto, preconiza-se que os fótons detectados apresentem determinado valor de energia. Essa condição é verificada pelos circuitos de altura de pulso, denominados **janelas de energia**.

Os circuitos eletrônicos de análise de altura de pulsos (PHAs, de *Pulse Height Analysis*) são dispositivos que discriminam quais faixas de energias dos fótons serão utilizadas na formação das imagens cintilograficas. Essas janelas de energia associadas a cada tubo fotomultiplicador (PMT) estabelecem um nível inferior e superior de aceitação quanto à energia dos fótons detectados.

Nesse processo de discriminação, é estabelecida uma linha de base, relativa ao pico da energia do radioisótopo. A janela determina os valores de energia dos fótons situados em um limiar inferior e superior a partir da linha de base, em que a energia do fóton pode ser aceita pelo PHA.

A linha de base estabelecida para PET é de 511 keV. A janela de energia discrimina somente os fótons que estão acima de 350 keV e abaixo de 650 keV (figura 42). A utilização de janelas com valores de PHA mais estreitas aplicadas aos PMTs possibilita melhor discriminação da energia, mas reduz a sensibilidade de contagem, afetando a eficiência de contagem, com aumento da presença de eventos randômicos nos sinais de coincidência.

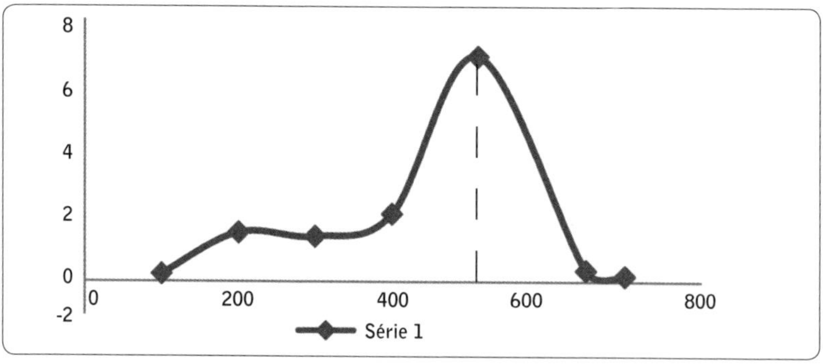

FIGURA 42 – ILUSTRAÇÃO DA JANELA DE ENERGIA DEFINIDA PELO PHA.

Janelas temporais de coincidência

O período de chegada dos dois fótons nos pares de detectores deve estar dentro de um intervalo de tempo. Essa condição é definida por uma janela temporal associada aos circuitos eletrônicos de coincidência. Dentro do plano axial do FOV, os cristais posicionados em direções opostas são interligados a esses circuitos.

Em decorrência de limitações técnicas, não é possível conectar cada par de detectores individualmente aos circuitos de coincidência.

Portanto, os blocos de detectores são interligados em conjuntos para que se verifique se as coincidências estão dentro das janelas temporais de coincidência.

Para cada cristal, as possibilidades de coincidências são relativas à metade do número de cristais opostos que estão contidos em cada anel. Dessa forma, para cada detector é formada uma projeção com uma geometria na forma de leque, dentro de um ângulo de aceitação relativo ao plano transaxial (figuras 43 e 44). Os dados de cintilação são coletados simultaneamente pelos detectores, e a localização de cada par de cristais é determinada para cada evento de coincidência. Na sequência, os tempos de coincidência, em cada par detector, são comparados pelas janelas temporais quanto ao tempo de chegada (figura 45).

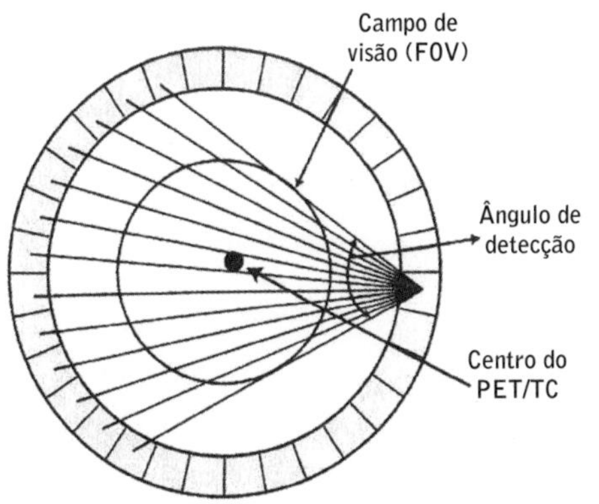

FIGURA 43 – PROJEÇÃO DA COLEÇÃO DE DADOS PARA CADA CRISTAL DENTRO DO ANEL DETECTOR, FORMANDO UMA GEOMETRIA EM LEQUE COM OS DETECTORES OPOSTOS.
Fonte: adaptada de Gopal B. Saha, *Basics of PET Imaging*, cit., p. 44.

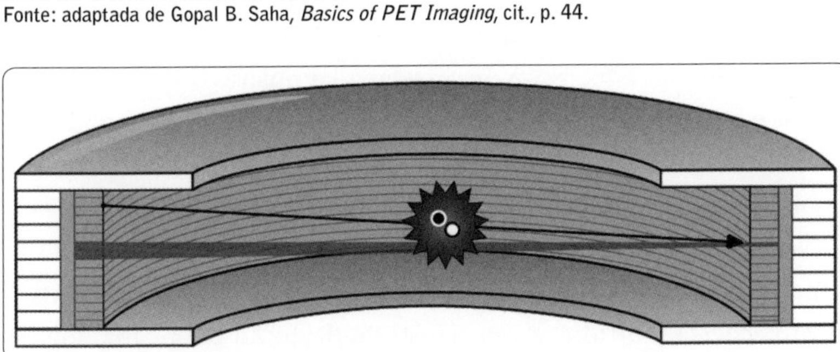

FIGURA 44 – EVENTOS DE COINCIDÊNCIA.
Fonte: adaptada de Gopal B. Saha, *Basics of PET Imaging*, cit., p. 42.

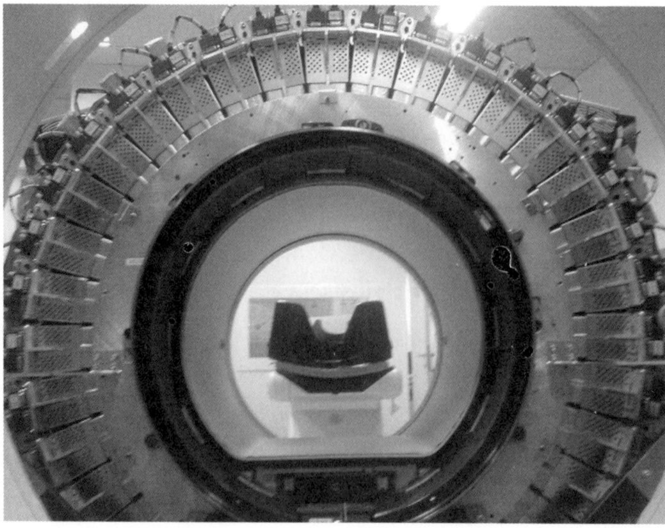

FOTO 34 – IMAGEM INTERNA DOS ANÉIS DE DETECÇÃO DO EQUIPAMENTO DE PET/TC DO HOSPITAL ISRAELITA ALBERT EINSTEIN, EM SÃO PAULO.
Fonte: Serviço de Medicina Nuclear do Hospital Israelita Albert Einstein.

Processamento da imagem

Sinograma

Para cada par de cristais são possíveis múltiplas linhas de coincidência. Se elas forem aceitas pelos circuitos eletrônicos, serão armazenadas no mesmo pixel. O evento de coincidência pode ocorrer ao longo de cada linha, e sua posição é especificada em termos de coordenadas polares quanto à distância e ao ângulo.

A distância (r) do centro do FOV e o ângulo (Φ) formado pela LRC são relativas aos eixos do *gantry* (x e y). As LRCs são plotadas em colunas horizontais em termos de coordenadas polares (r,Φ) (figura 45). Quando as projeções são adquiridas no FOV, as LRCs correspondentes aos diferentes valores de posição (r) e de angulação (Φ) são plotadas, resultando em uma área sombreada, dentro do sinograma (figura 46).

No processo final de aquisição, os dados são armazenados no sistema computacional. A matriz na forma de um sinograma é relativa às projeções adquiridas no processo de detecção para cada ângulo de aceitação. Forma-se, portanto, um histograma bidimensional das LRCs em termos de posição (r, Φ).

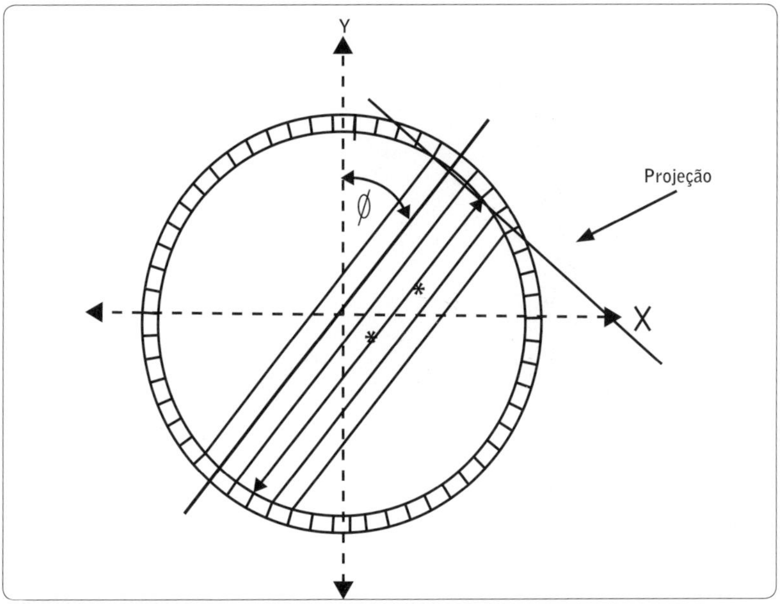

FIGURA 45 – PROCESSO DE DETECÇÃO DAS LINHAS DE COINCIDÊNCIA DENTRO DO FOV EM TERMOS DE COORDENADAS POLARES (R, Φ).

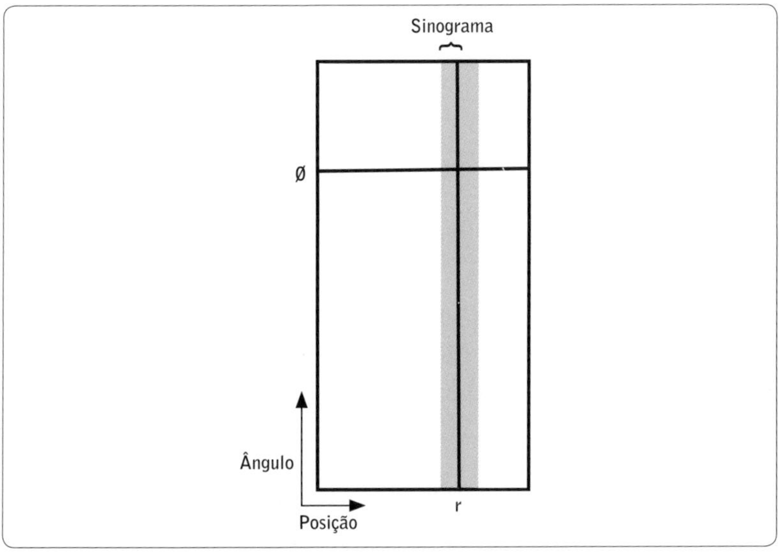

FIGURA 46 – MATRIZ DE AQUISIÇÃO EM PET NA FORMA DE UM SINOGRAMA.

Cada pixel do sinograma representa o evento de coincidência em função das coordenadas polares, com um valor contagem é adicionada ao pixel. Um sinograma de PET é ilustrado na figura 47.

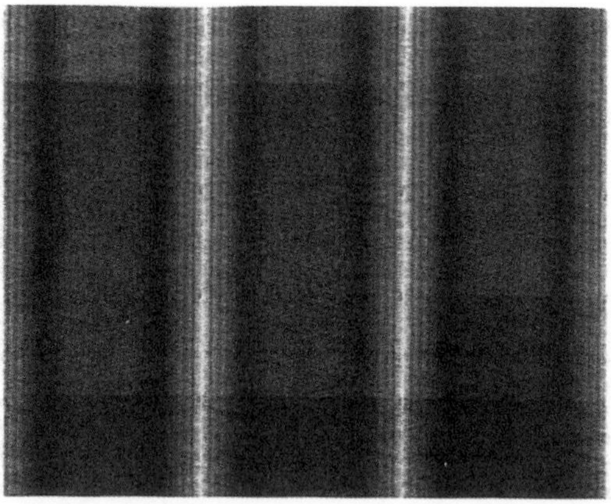

FIGURA 47 – TÍPICO SINOGRAMA UTILIZADO PARA VERIFICAÇÃO DOS DETECTORES.
Fonte: adaptada de Gopal B. Saha, *Basics of PET Imaging*, cit., p. 45.

Reconstrução da imagem

Em medicina nuclear, os primeiros métodos de reconstrução utilizados em SPECT foram os da retroprojeção filtrada (BFP). Conforme descrito no capítulo 1, este é um algoritmo analítico que utiliza a ferramenta matemática da TF e filtros de convolução aplicados às projeções dos dados de cintilação obtidos durante a aquisição de imagens.

Os filtros na forma de rampa e de suavização, como *hann*, *hamming* e *butterworth*, entre outros, são aplicados aos dados das projeções opostas. A escolha do filtro determina um balanço entre preservação da resolução espacial e presença de ruído na imagem reconstruída (figura 48).

Atualmente, em PET, são usados métodos iterativos de reconstrução de imagens. Esses algoritmos utilizam um sistema de equações algébricas para determinar a linha de coincidência até os pares de detectores.

As técnicas algébricas pressupõem determinada condição, sendo realizadas diversas interações até que sejam verificadas as informações *a priori* estabelecidas. Por exemplo, uma estimativa inicial da contagem radioativa da imagem é armazenada em uma matriz similar à utilizada na aquisição. A todos os pixels dessa matriz são assinalados valores iniciais e constantes. Simulações iterativas e de forma repetitiva são realizadas para que sejam comparados os valores dessa matriz com as

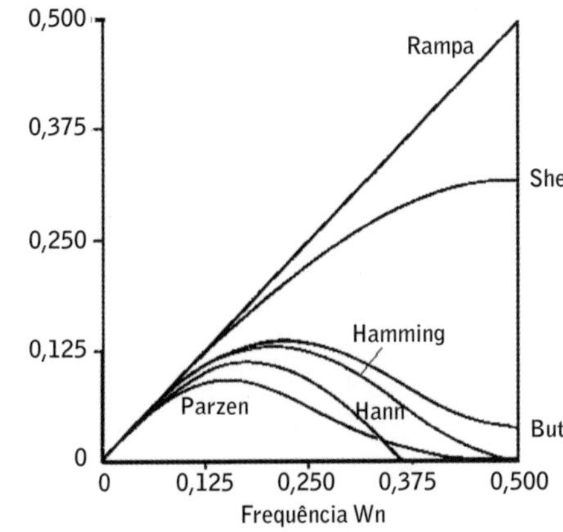

FIGURA 48 – FILTRO DE RECONSTRUÇÃO EM SPECT.
Fonte: Amaury Castro Jr.; Guilherme Rossi; Renato Dimenstein, *Guia prático em medicina nuclear: a instrumentação* (3ª ed. São Paulo: Editora Senac São Paulo, 2008), p. 44.

suposições iniciais com os dados adquiridos na projeção de cada LRC ou pixel. Realizam-se as interações até a concordância ser encontrada para dois conjuntos de projeções.

Por esses métodos é possível embutir correções, como as de atenuação e de redução de ruído, diretamente no algoritmo de reconstrução. A aplicação dessas correções pode ser realizada pixel a pixel ou a cada linha de resposta de detecção.

Atualmente, as técnicas iterativas para a reconstrução de imagens de PET scan, empregam algoritmos com os métodos MLEM (de *Maximum-Likelihood Expectation Maximization*).

Com o método MLEM, durante cada interação, os dados da imagem são atualizados. Isso significa que milhares de interações são realizadas até ser encontrada uma concordância na estimativa da medida da imagem. Esse tipo de técnica iterativa demanda um excessivo tempo computacional, bem como a presença de ruído nas imagens reconstruídas.

Em decorrência das limitações do MLEM, adaptações foram realizadas a esse algoritmo, sendo introduzidas as técnicas iterativas OSEM (de *Order Subset Expectation Maximization*). Nesse método, as projeções de dados são agrupadas em subconjuntos (*subset*). Isso é importante, pois cada subconjunto apresenta o mesmo número de projeções em termos da posição angular. O valor estimado de cada LDR do subconjunto é utilizado para a reconstrução da imagem e comparado ao subconjunto seguinte até que todos esses agrupamentos das projeções sejam estimados. Assim, reduz-se o tempo de processamento.

Uma variação do algoritmo OSEM também foi introduzida quando do processamento de sequências de projeções ortogonais, sendo referido como RAMLA (de *Row-Action Maximum Likelihood Algoritm*).

PET: bases tecnológicas

7

A utilização da técnica da emissão tomográfica com radioisótopos foi inicialmente apresentada nos anos 1970 pelo físico David Khull. Nessa mesma época, também foram obtidas as imagens pioneiras com emissores de pósitrons, pelo físico Michael Ter-Pogossian, bem como as primeiras aquisições de tomografia, por Godfrey Hounsfield. Quatro décadas após essas descobertas, o revolucionário equipamento de PET acoplado a um tomógrafo foi instalado na Universidade de Pittsburgh, sendo chamado de PET/TC.

A tomografia por emissão de pósitrons (PET) é uma técnica de medicina nuclear que utiliza isótopos radioativos que apresentam características de emissão de elétrons positivos, tempo de meia-vida curto e de elevadas energias.

Do processo de decaimento radioativo, após a emissão do pósitron ocorre sua aniquilação, e sua energia é compartilhada igualmente por dois fótons que são emitidos em direções opostas. Os elementos radioativos empregados por essa técnica são produzidos por cíclotrons.

Na aquisição de imagens com PET utilizam-se cristais que são associados a circuitos eletrônicos para a detecção dos fótons de aniquilação. A tomografia computadoriza emprega a transmissão de fótons de raios X. A combinação das duas modalidades de imagem permite a aquisição de informações anatômicas e funcionais do paciente.

Componentes dos equipamentos

Cristais detectores

A radiação empregada com a técnica PET é originada pela aniquilação de pósitrons. Nesse processo, são emitidos dois fótons em direções opostas, com energia de 511 keV cada para cada aniquilação.

No processo de detecção utilizam-se cristais de cintilação distribuídos dentro do *gantry*. Os cristais detectores apresentam largura de 3 mm a 5 mm, dependendo do fabricante do equipamento.

Os cristais, constituídos com materiais de estado sólido, são agrupados em blocos – por exemplo, em uma combinação de 8 × 8 cristais. Quando de sua fabricação, os blocos detectores são cortados em diferentes profundidades, para facilitar a localização do sinal de cintilação pelos circuitos eletrônicos. Entre os cristais existem pequenas frestas, que são preenchidas com um material opaco e reflexivo a fim de minimizar a dispersão da luz dentro do bloco de detecção (figura 49).

Em função da energia dos fótons emitidos, é preconizado que os cristais apresentem uma adequada espessura para frear a radiação e transformá-la em luz de cintilação. A espessura do detector pode variar de 20 mm a 30 mm.

O que se preconiza para material de detecção é que os cristais de cintilação apresentem um compromisso satisfatório entre o tempo de decaimento, a eficiência de detecção, a atenuação da radiação e a resolução energética. Ainda que desejável, nem sempre é possível aos cristais apresentarem todas essas propriedades satisfatórias simultaneamente, portanto uma série de correções é aplicada aos sinais de cintilações produzidos nos cristais para melhor eficiência de detecção.

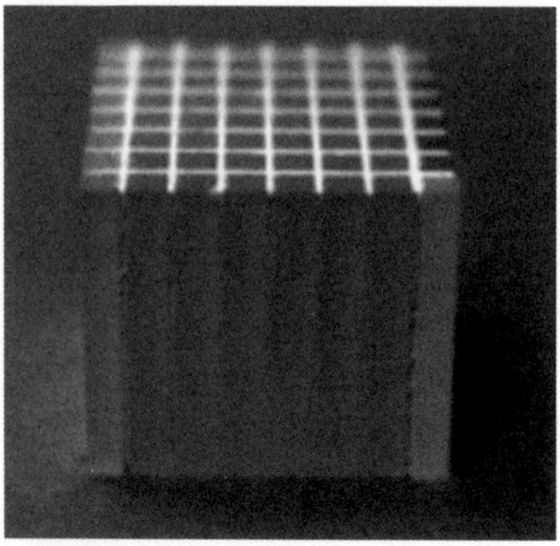

FIGURA 49 – BLOCOS DE CRISTAIS DE CINTILAÇÃO COM DIFERENTES PROFUNDIDADES.
Fonte: imagem cedida por Siemens.

Os primeiros detectores utilizavam cristais de NaI, os quais apresentam características limitadas quanto a atenuação, número atômico e tempo de decaimento. Por essa razão, acabaram sendo substituídos por outros cristais de cintilação.

Os detectores com cristais de BGO apresentam propriedades satisfatórias em relação a densidade, atenuação e poder de fretamento da radiação. Entretanto, esses cristais têm desvantagens como longos tempos de decaimento de cintilação, afetando-se a eficiência de detecção.

Com o desenvolvimento tecnológico, outros cristais vêm sendo utilizados como materiais detectores, como os de LSO. Esses compostos apresentam características adequadas quanto ao elevado poder de fretamento da radiação no cristal, além de um curto tempo de decaimento. Entre as desvantagens desses materiais estão a baixa resolução energética e a possibilidade de apresentar um contaminante radioativo.

Alguns fabricantes de equipamentos têm utilizado cristais de GSO, os quais apresentam rapidez de resposta com um poder de fretamento inferior em comparação ao LSO, porém com melhor resolução energética.

Os cristais compostos de LYSO apresentam um equilíbrio de resposta entre sensibilidade de detecção e tempo de decaimento.

Novos detectores têm sido investigados, por exemplo, YSO, os fotodiodos (CdTe), e o emprego de "sanduíches" com dois detectores distribuídos em camadas com GSO e BGO, LSO e NaI, para melhoria da resolução espacial. Apesar dos resultados promissores, esses cristais ainda não têm aplicação comercial. As características de alguns modelos de PET/TC são listadas na tabela XV.

Circuitos eletrônicos

A radiação, ao interagir com os cristais, produz luz. Essa cintilação no detector é compartilhada pelos tubos fotomultiplicadores (PMTs), nos quais são produzidos os sinais elétricos. Na sequência, esses sinais são analisados por circuitos eletrônicos quanto à energia dos fótons que atingiram os pares de detectores (janela de energia) e aos tempos de chegada dos fótons de coincidência (janela temporal).

TABELA XV – CRISTAIS DE DETECÇÃO E CONFIGURAÇÕES DO SISTEMA

Fabricante	GE	Siemens	Philips
Modelo	600	mCT	Gemini TF
Número de cristais	12298	24326	29326
Dimensão cristal cm	4 × 4 × 22	4 × 4 × 20	4,7 × 6,7 × 30
Detector	BGO	LSO	LYSO
Número de PMT	256	280	420
Resolução energética (%)	10	12	11,7
Janela de coincidência (ns)	10	4,1	3.8

Fonte: informações obtidas nos catálogos dos fabricantes.

Os fotomultiplicadores consistem em tubos constituídos de vidros, com diâmetros de ate 5 cm e mantidos a vácuo. Em seu interior encontram-se inseridos um cátodo e um ânodo, e entre estes existem os dínodos de césio e antimônio. O PMT é submetido a uma tensão de 1.000 V, de forma que a luz originada no detector é transformada em uma corrente elétrica.

Os blocos de cristais e os componentes eletrônicos são distribuídos em anéis de detecção. O número de anéis dentro do *gantry* pode variar de 18 a 32. Cada bloco é acoplado opticamente a 4 PMTs (foto 35).

Os sinais elétricos produzidos à saída dos PMTs são utilizados para determinar a localização das linhas de coincidência formadas pelos pares de detectores posicionados em direções opostas dentro do FOV.

A posição espacial da cintilação em cada cristal é estimada por um algoritmo de ponderação. A soma dos pulsos gerados em cada conjunto de bloco/PMT forma sinais que determinam um pulso de energia. Se esse sinal estiver dentro de janelas temporais de coincidência, será aceito pelo sistema para ser utilizado na reconstrução da imagem PET/TC.

Dependendo da posição da desintegração de cada pósitron no paciente, observam-se diferenças quanto aos tempos de chegada dos fótons nos pares de detectores. Assim, circuitos elétricos específicos são associados aos conjuntos com os blocos detectores/PMTs e que possibilitam a determinação das diferenças temporais de detecção.

Essa técnica é chamada de tempo de voo (TOF, de *time of flight*), possibilitando a melhora do sistema de detecção em termos de resolução espacial e sensibilidade de contagem.

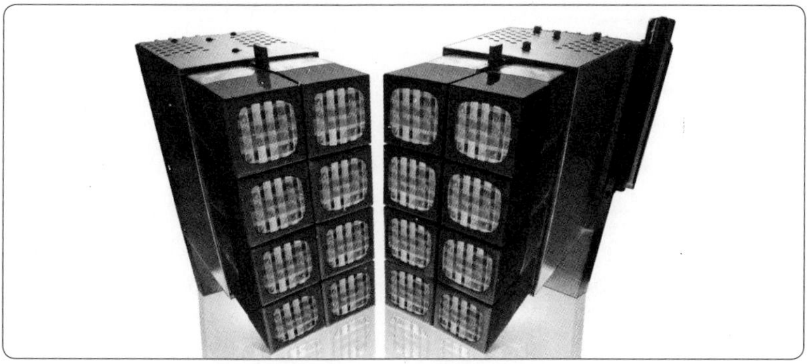

FOTO 35 – BLOCO DE DETECTORES ASSOCIADOS A 4 PMTs.
Fonte: imagem cedida pela General Electric.

PET/TC

Para a detecção dos fótons de 511 keV emitidos em direções opostas, utilizam-se os blocos de detectores distribuídos em uma geometria circular ao longo do eixo axial do *gantry*.

Quando da detecção em PET, o ideal seria apenas a obtenção das informações relativas às coincidências verdadeiras. Entretanto, os eventos randômicos e de espalhamento também estão presentes nos sinais de cintilação. A presença indesejável de eventos não verdadeiros nos sinais de coincidência impõe uma limitação em termos de poder resolutivo do sistema. Tal fato decorre das diferenças de atenuação dos fótons ao atravessarem os tecidos. Portanto, aos dados adquiridos é aplicada, por exemplo, a correção de atenuação da radiação pelo paciente com o emprego da tomografia computadorizada (TC).

A combinação das imagens anatômicas e funcionais com a tecnologia de PET/TC permite um diagnóstico diferenciado da avaliação e do estadiamento das doenças oncológicas (foto 36). Tal fato ocorre porque esse método apresenta elevada especificidade e acuidade da detecção das lesões.

Outra vantagem desse método consiste na possibilidade do registro em separado das duas imagens – anatômica (TC) e metabólica (PET) (fotos 36 e 37). Esse recurso permite que as imagens de uma mesma região do paciente sejam visualizadas lado a lado ou na forma de fusão. Com essa técnica é possível obter uma correspondência espacial das imagens, bem como das escalas de cinza relativas às informações do PET e do TC.

O processo de alinhamento entre as duas modalidades de imagens é chamado de corregistro. As bordas de cada uma das imagens são determinadas por um algoritmo, automaticamente, ou pelas diferenças de intensidade dos voxels. Apesar do alinhamento, observam-se pequenas diferenças de localização espacial entre as duas modalidades devido às variações de posição quando da aquisição, bem como o movimento do paciente devido à respiração.

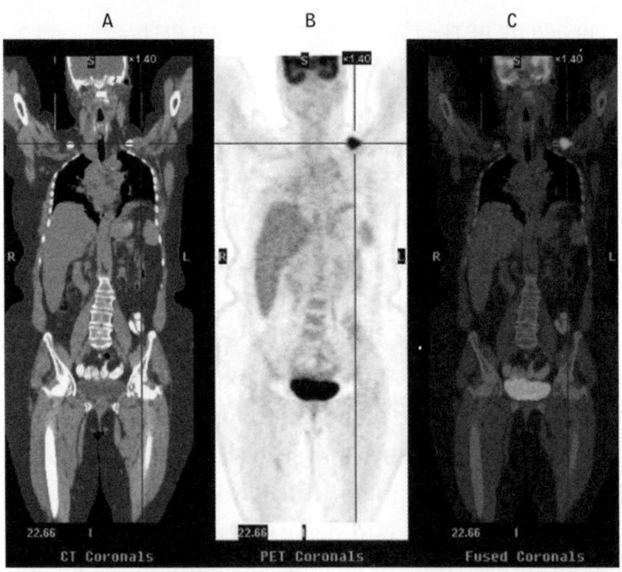

FOTO 36 – (A) CORTE CORONAL COM TC. (B) CORTE CORONAL COM PET (CENTRO). (C) FUSÃO PET/TC.
Fonte: imagens cedidas pelo Serviço de Medicina Nuclear do Hospital Israelita Albert Einstein, São Paulo.

Correções

Os fótons emitidos, em direções opostas, ao serem detectados, resultam em contagens da radiação em coincidência. As propriedades dos cristais detectores são relacionadas com a energia e a atenuação da radiação.

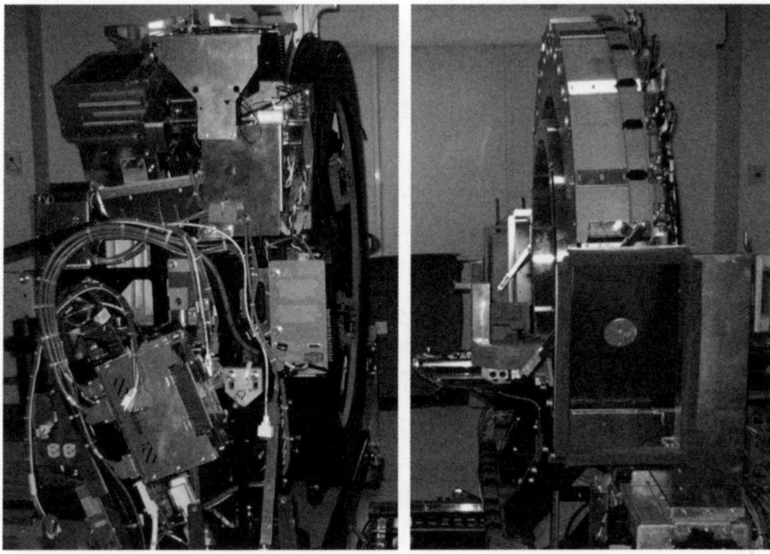

FOTOS 37 E 38 – VISÃO INTERNA DE PET/TC.
Fonte: imagens cedidas pelo Serviço de Medicina Nuclear do Hospital Israelita Albert Einstein, São Paulo.

Para aumento da eficiência de detecção, aos dados adquiridos são aplicados diversos fatores de correção quanto à atenuação, à presença dos eventos não verdadeiros de coincidência e às incertezas dos circuitos eletrônicos associados aos pares de detecção.

CORREÇÃO DA ATENUAÇÃO

Os fótons, que são emitidos em diferentes posições do paciente, podem atravessar os tecidos, os quais apresentam espessuras e densidades variáveis, até alcançar os cristais. Nessas situações, observa-se uma perda de informação dos eventos de coincidência. O resultado da atenuação diferencial dos fótons é a não uniformidade dos dados adquiridos pelos pares detectores. Para limitar esse problema, os dados adquiridos são corrigidos pela transmissão de fótons de raios X quando da aquisição das imagens tomográficas.

Apesar da diferença entre a energia média dos fótons de raios X com 70 keV e os fótons de aniquilação de 511 keV, um mapa de correção é criado, com fatores de atenuação. Cada pixel da imagem de PET é corrigido por esse fator de atenuação, melhorando a qualidade da imagem.

CORREÇÃO DE EVENTOS DE ESPALHAMENTO

O espalhamento dos fótons ocorre no paciente e no detector e podem ser aceitos com evento de cintilação. Um método utilizado para a correção do espalhamento consiste no emprego de janelas com diferentes energias. A primeira janela é posicionada bem abaixo do fotópico de 511 keV, coletando apenas fótons de espalhamento, e a segunda janela é ajustada em 380 a 680 keV, de forma que as coincidências verdadeiras e de espalhamento sejam detectadas. As contagens da janela de menor energia são subtraídas das detecções da janela de maior energia, estabelecendo um fator de escala. Essa correção é obtida quando da calibração do equipamento com um fantoma.

Outros métodos empregados em PET para correção devido à contribuição desses eventos não verdadeiros utilizam operações matemáticas – por exemplo, a subtração dos dados de espalhamento à função gaussiana, ou métodos de convolução, ou com algoritmos Monte Carlo. Tais métodos limitam a contribuição do espalhamento, aprimorando o contraste da imagem.

CORREÇÕES DE EVENTOS RANDÔMICOS

No sinal de detecção, podem estar presentes os fótons emitidos por dois pósitrons distintos. A correção da contribuição dos eventos randômicos é obtida com o emprego de circuitos de coincidência. O primeiro é ajustado para uma janela temporal padrão que adquire os eventos verdadeiros e randômicos, por exemplo, 10 nanossegundos para cristais de BGO. O segundo circuito, no entanto, é atrasado, com um tempo maior de coincidência, coletando apenas os eventos randômicos. Os dados da janela temporal padrão são subtraídos da janela defasada, e dessa forma a correção randômica permite uma melhoria da eficiência de detecção e a redução de artefatos.

Normalização

No processo de detecção, utilizam-se milhares de cristais associados aos circuitos. Entretanto, ambos os componentes apresentam variações inerentes, o que traz incertezas ao processo de aquisição de imagens em PET.

As oscilações do ganho dos PMTs na multiplicação da corrente elétrica afetam a precisa localização do detector dentro do *gantry*. A essas flutuações também estão associadas as variações na eficiência de detecção dos pares de detectores. Como resultado dessas incertezas, os dados de detecção apresentam uma indesejável não uniformidade de resposta.

Um método utilizado para corrigir tais incertezas consiste na exposição com uma fonte radioativa de ^{68}Ge, sem a presença do paciente. As contagens de radiação são somadas, fornecendo-se um valor médio para cada par detector. Um fator de normalização (F) é estabelecido e representa a média de todas as contagens dos pares de cristais. Multiplica-se esse fator F pelos valores de contagens obtidos de cada par detector quando da exposição do ^{68}Ge, caracterizando-se o processo de normalização, reduzindo-se o ruído da imagem.

Correção do tempo morto

Quando da detecção dos fótons de coincidência originados pela desintegração do pósitron, é produzido um sinal de luz de cintilação. Esse sinal é captado pelos PMTs, e a luz de cintilação é transformada em corrente elétrica. A etapa seguinte consiste na análise dos sinais pelos circuitos eletrônicos que compõem as janelas de energia e temporal. Se os sinais estiverem dentro de valores predefinidos por essas janelas eletrônicas, os sinais de coincidência serão aceitos e, com isso, farão parte no processo de formação da imagem.

Durante um curto intervalo de tempo, o sistema de detecção permanece temporariamente insensível para registrar outro evento de cintilação. Assim, durante tal intervalo não consegue detectar um segundo evento. Esse fenômeno é chamado de *tempo morto*. Quanto maior for o tempo morto, menor a taxa de contagem obtida pelo sistema.

Para minimizar esse problema, as tecnologias utilizam cristais de detecção com curtos tempos de decaimento e rápidos circuitos eletrônicos associados. Portanto, para a correção do tempo morto, o algoritmo computacional realiza medidas empíricas da taxa de contagem observada em função do aumento da concentração da atividade radioativa. Para os dados coletados são utilizadas as correções de tempo morto, de forma a melhorar a eficiência de detecção.

Cíclotrons

O processo de aquisição de imagens é iniciado com administração do ^{18}F-FDG ao paciente. O elemento radioativo ^{18}F é produzido em cíclotrons e, posteriormente, marcado ao fármaco fluorodexoglicose (FDG), conhecido como radiofármaco.

Os isótopos radioativos (ou radionuclídeos) são encontrados na natureza ou produzidos artificialmente em cíclotrons ou reatores nucleares. Na aquisição em PET, utilizam-se os isótopos radioativos, como o ^{18}F, ^{18}O, ^{13}N e ^{11}C, os quais são produzidos em cíclotrons.

Esse equipamento consiste em um acelerador de partículas carregadas, por exemplo, íons negativos de hidrogênio (H^-) ou dêuterons (d^-). A partícula carregada é emitida por uma fonte de íons que se encontra posicionada no centro do equipamento. Por meio da aplicação de um campo magnético, essa partícula descreve um movimento circular dentro de cavidades metálicas, em que esses eletrodos apresentam um formato de D (foto 39).

Externamente ao cíclotron, são inseridos os alvos contendo elementos estáveis, que serão bombardeados pelo feixe de partículas aceleradas, com corrente elétrica de até 1 mA (foto 40).

Como resultado da interação do feixe com o alvo, os radioisótopos são produzidos por um mecanismo de reação nuclear. Também é gerado calor nesse processo. Portanto, o sistema é refrigerado por uma bomba que faz circular água ou gás hélio, de forma que o alvo não derreta devido ao excessivo calor.

No caso da produção de ^{18}F na forma, o alvo irradiado é ^{18}O, em uma reação nuclear $^{18}O(p,n)^{18}F$. O composto radioativo com fluoreto tem sido utilizado para a marcação de desoxiglicose, produzindo ^{18}F-FDG (figura 50).

Após receber a injeção com ^{18}F-FDG, o paciente permanece em repouso por uma hora, para a completa distribuição do traçador radioativo. Após esse período, o paciente é posicionado na mesa de exames, para a realização da aquisição tomográfica. Na sequência, movimenta-se a mesa para o centro do campo de visão do equipamento PET, a fim de que sejam adquiridas as imagens funcionais.

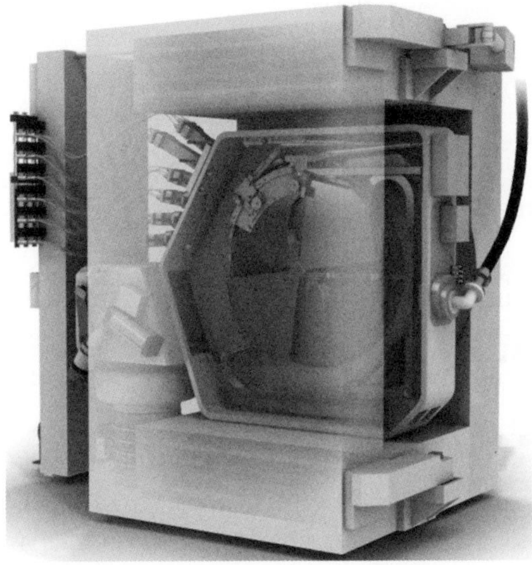

FOTO 39 – CÍCLOTRON.
Fonte: imagem cedida por General Electric Healthcare.

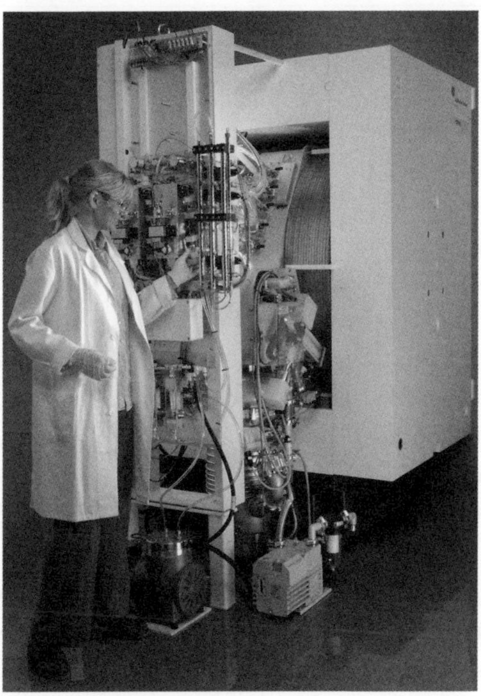

FOTO 40 – ALVOS DE IRRADIAÇÃO.
Fonte: imagem cedida por General Electric Healthcare.

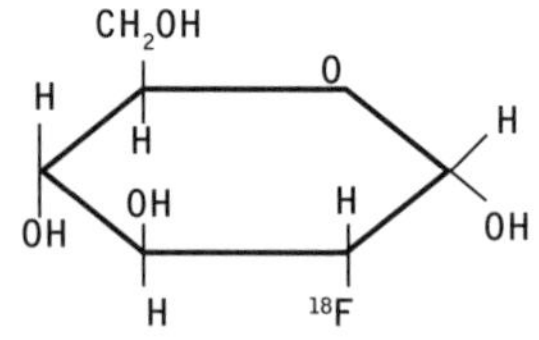

FIGURA 50 – REPRESENTAÇÃO DA MOLÉCULA.

Os cíclotrons utilizados para a produção de emissores de pósitrons empregados em sistemas médicos são relativamente compactos, e suas características estão na tabela XVI. As fotos 41 e 42 mostram processos de produção e marcação.

Dependendo do radioisótopo a ser produzido, utilizam-se energias de 10 MeV a 30 MeV. Devido a essa energia, faz-se necessária proteção radiológica ao redor desses equipamentos: são instaladas barreiras de concreto de alta densidade ou chumbo.

TABELA XVI – CARACTERÍSTICAS DOS CÍCLOTRONS COMERCIAIS

Fabricante	Modelo	Feixe	Energia (MeV)	Corrente (μA)
GE	PET tracer	H^- / d^-	16,5	75
Siemens	Eclipse	H^- / d^-	11	50
IBA	Ciclone	H^- / d^-	10,5	60

Fonte: adaptada de Gopal B. Saha, *Basics of PET Imaging*, cit., p. 121.

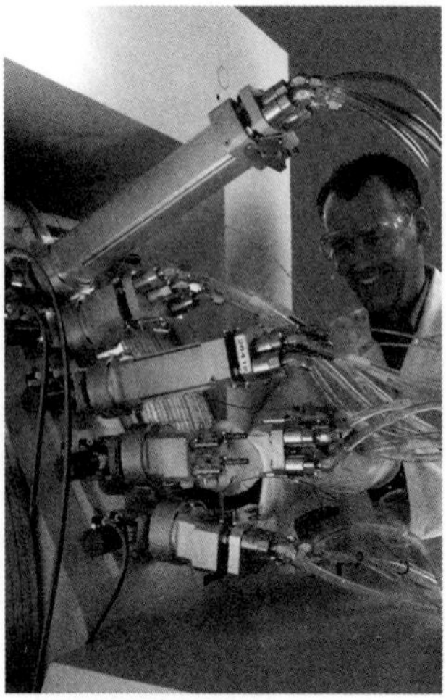

FOTO 41 – PROCESSO DE PRODUÇÃO.
Fonte: imagem cedida por General Electric Healthcare.

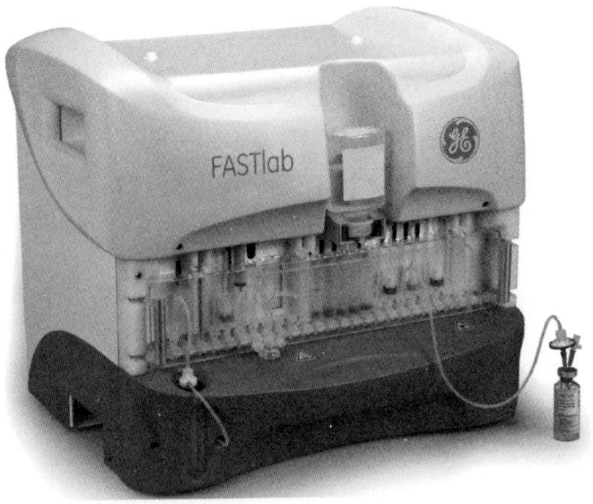

FOTO 42 – PROCESSO DE MARCAÇÃO.
Fonte: imagem cedida por General Electric Healthcare.

8 PET: qualidade de imagens e doses de radiação

As características dos sistemas PET são expressas em termos de resolução espacial, sensibilidade e habilidade de distinção das coincidências verdadeiras das randômicas e das de espalhamento. Tais características são influenciadas pelas propriedades dos cristais, pela geometria de detecção, pela eficiência em transformar radiação em luz e pelo tempo morto do equipamento.

O conhecimento das características das imagens é importante também na medida em que facilita a verificação do desempenho de sistemas de PET por meio dos testes periódicos de controle de qualidade. Os valores de tolerância devem estar de acordo com as especificações do fabricante do equipamento e com os padrões do National Electrical Manufactures Association (Nema). Devem, também, estar alinhados com as normas da Comissão Nacional de Energia Nuclear (Cnen) e da Anvisa.

Em decorrência da energia dos emissores de pósitrons, a dose de radiação recebida pelos trabalhadores é uma questão que não pode ser negligenciada. Portanto, uma série de medidas se faz necessária quanto à proteção radiológica, englobando aspectos como normas de segurança, planejamento das instalações e manuseio dos materiais radioativos.

Características dos sistemas PET

Sensibilidade

Este parâmetro de desempenho representa o número de contagens por tempo. Tal habilidade está relacionada à geometria e à eficiência de detecção, bem como à atividade radioativa.

A geometria de detecção é determinada pela distância entre fonte radioativa e os cristais, pela área de detecção, pelo diâmetro dos anéis e pelo número de cristais nos blocos. A sensibilidade de contagem é maior no centro do FOV do equipamento em comparação ao número de fótons coletados na periferia de detecção. Quanto maior a área de detecção, maior é a sensibilidade.

O aumento da atividade radioativa injetada no paciente melhora o parâmetro de sensibilidade de contagem, pois mais fótons são detectados. No entanto, maior é a presença no sinal detectado de coincidências não verdadeiras. Disso resulta uma degradação das características em termos de contraste, bem como aumento da dose efetiva recebida pelo paciente.

A eficiência de detecção influencia a sensibilidade, seja pela seleção das janelas de energia (PHA), seja pelas características dos cristais quanto a densidade, poder de fretamento e tempos de decaimento. O aumento da eficiência de detecção melhora a sensibilidade, e por essa razão os cristais de NaI foram substituídos por GSO, LSO e LYSO.

A habilidade de contagem em termos de sensibilidade é expressa em c.p.m (contagens por minuto), por unidade de atividade (uCi) e volume (ml).

Resolução espacial

É definida como a menor distância em que o equipamento distingue dois pontos como entidades distintas. Isso representa a capacidade do sistema em reproduzir a imagem de um objeto.

O parâmetro de resolução espacial é influenciado pelo tipo e pela geometria do detector, pela energia da radiação e pelo algoritmo de reconstrução utilizado no processamento dos sinais detectados (sinogramas).

Fisicamente, a resolução é expressa em termos da FWHM (de *Full Width at Half Maximum*). Devido ao fenômeno de dispersão da radiação, o espectro não é caracterizado por uma linha de resposta, mas por uma curva que tem o pico de energia centrado de 511 keV. O valor da metade da altura dessa curva em relação à sua meia largura determina o valor da FWHM em mm (figura 51).

Quando da emissão dos fótons de aniquilação, as linhas de detecção de coincidências não são exatamente emitidas em direções opostas com um ângulo 180°. Nesse processo de aniquilação, observa-se uma variação de aproximadamente 0,25° quanto às linhas de coincidência. Essa ausência de colinearidade resulta em um pequeno deslocamento da linha de resposta de detecção nos pares de cristais, introduzindo variações no sistema de leitura.

Além da diferença do ângulo de emissão dos fótons de aniquilação, o pósitron, ao atravessar o meio, realiza um movimento em zigue-zague até a sua completa aniquilação. Assim, o alcance efetivo dessa partícula é determinado pela distância reta do local de sua emissão pelo núcleo até a linha de coincidência, o que acaba introduzindo incertezas no processo de detecção. Portanto, a ausência de colinearidade e o alcance do pósitron degradam a resolução espacial.

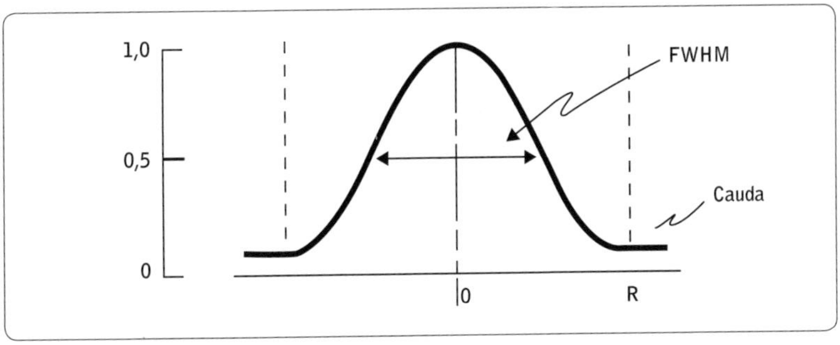

FIGURA 51 – CURVA DE RESOLUÇÃO COM A MEIA ALTURA E MEIA LARGURA (FWHM).
Fonte: adaptada de Gopal B. Saha, *Basics of PET Imaging*, cit., p. 110.

Ruído

No processo de formação da imagem com PET, a cada pixel são assinalados valores relativos à atenuação da radiação para as diferentes linhas de coincidência. Entretanto, nesse processo ocorrem incertezas e variações na detecção, que caracterizam o ruído na imagem.

Tal parâmetro é influenciado pelo número de contagem em cada pixel (n), de forma que a presença do ruído na imagem é dado por $1/\sqrt{n}$. O aumento de contagens pode ser obtido com maior atividade radioativa injetada, porém com maior dose de radiação no paciente.

O ruído em PET é caracterizado pela capacidade do sistema de separar as coincidências verdadeiras (T, *true*) das randômicas (R, de *random*) e espalhadas (S, de *scatter*). Isso é relatado fisicamente como a quantidade presente de ruído na imagem equivalente à taxa de contagem, ou NEC (de *Noise Equivalent Count*), sendo $NEC = T^2 / (T+R+S)$. Para a determinação do valor da presença do ruído nas aquisições, é possível obter o valor do parâmetro quanto ao NEC com um simulador cilíndrico, o qual é preenchido com radioisótopo e posicionado no centro do FOV.

Controle de qualidade

Para a realização dos testes, fazem-se necessários simuladores específicos chamados fantomas de controle de qualidade, ou CQ. Para quantificação dos resultados dos testes de desempenho do Nema para PET, também são requeridos algoritmos computacionais específicos. Ainda é comum que os equipamentos não sejam comprados com os fantomas, tampouco com os algoritmos do Nema, o que dificulta a avaliação de tais equipamentos. Portanto, no momento da aquisição, deve ser observado se esses acessórios estão incluídos no processo de compra.

Quando da instalação, preconiza-se a realização de testes de aceitação do equipamento. Os resultados obtidos no aceite devem ser empregados como linhas de base para referências comparativas do desempenho do equipamento ao longo dos anos.

Parâmetros de desempenho

Uniformidade

Após o processamento da imagem, os sinogramas devem apresentar uma resposta uniforme quanto à detecção das linhas de coincidência. Para a verificação desse parâmetro, realizam-se aquisições de imagens, sem o paciente e com uma fonte radioativa (^{68}Ge). O valor da diferença de contagens entre dois sinogramas (X^2) não deve ultrapassar 2,5 em relação ao coeficiente variacional (CV). Caso isso ocorra, calibrações do sistema devem ser realizadas. Periodicidade: diária.

Calibração do sistema

A verificação do desempenho do sistema é realizada com o simulador de CQ, o qual deve ser preenchido com o flúor 18 e posicionado no centro do FOV. Imagens que não sejam uniformes podem indicar a necessidade de calibração – em termos de energia (PHA) e/ou dos circuitos eletrônicos (PMTs). Periodicidade: semanal.

Normalização

As fontes de ^{68}Ge permitem a exposição uniforme dos pares de detectores. Esse tipo de procedimento é importante para a correção dos dados dos circuitos eletrônicos. Periodicidade: no mínimo trimestral, ou de acordo com as instruções do fabricante.

SUV

O valor da incorporação de radioatividade (SUV) em um ROI determina o total de contagem. Para obter esse valor é necessário determinar um fator de calibração (FC). Este é obtido quando da instalação do equipamento, utilizando o fantoma cilíndrico preenchido com uma atividade conhecida. Para cada pixel é registrada a contagem em relação à atividade radioativa, determinando-se o valor de FC. Periodicidade: anual. Observação: deve ser verificada a exatidão do medidor de atividade antes da determinação do fator de calibração.

Resolução espacial

Quanto menor o valor da FWHM, melhor é a resolução espacial. Em sistema PET, a resolução é maior no centro do FOV do equipamento do que na periferia dos detectores. O teste de resolução consiste na avaliação da FWHM com fontes radioativas puntiformes, posicionadas em diferentes geometrias do FOV (foto 43). Periodicidade: anual.

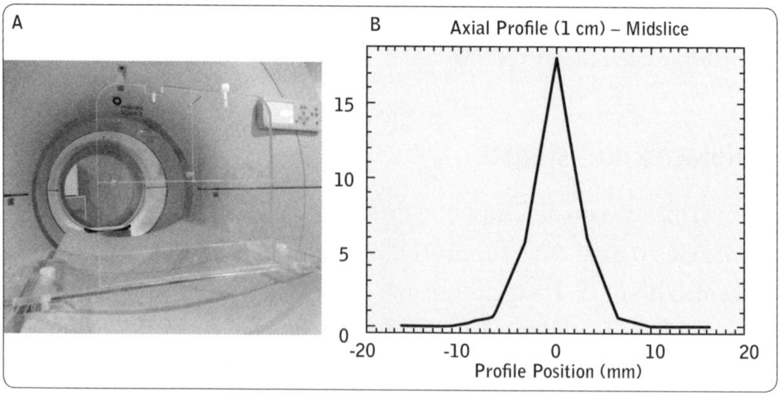

FOTO 43 – (A) FANTOMA DE RESOLUÇÃO E RESULTADO DO TESTE.
Imagem cedida pela Martini Science Ind. e Com. em Radioproteção Ltda.
(B) Fonte: *Discovery PET-CT 600/690*. Procedimentos de teste GE Healthcare (Nema, 2007), p. 18.

Fração de espalhamento

Quando do processo de aquisição de imagens, os eventos verdadeiros e os de espalhamento estão nos sinais de coincidência. O despenho do sistema é influenciado pela relação entre as contagens devidas ao espalhamento (C_s) com o total de contagens (C), de forma que FS = C_s/C. Portanto, quanto maior a fração de espalhamento, pior o desempenho do sistema, afetando a qualidade da imagem. Para verificação desse parâmetro de FS, uma linha capilar contendo ^{18}F é posicionada dentro de um fantoma cilíndrico com 70 cm de comprimento (foto 44). Periodicidade: anual.

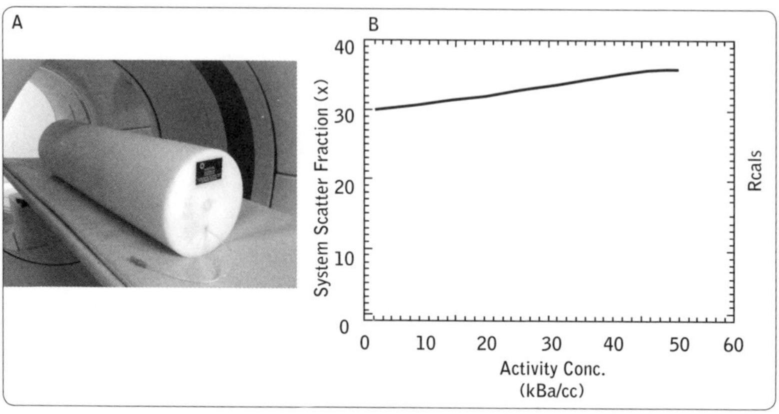

FOTO 44 – (A) TESTE DE FRAÇÃO DE ESPALHAMENTO E RESULTADO.
Imagem cedida pela Martini Science Ind. e Com. em Radioproteção Ltda.
(B) Fonte: *Discovery PET-CT 600/690*, cit., p. 39.

Ruído

Em PET, é necessário que o sistema apresente uma capacidade adequada de separar as coincidências verdadeiras (T) das randômicas (R) e de espalhamento (S). Tal capacidade é fisicamente relatada como a quantidade presente de ruído na imagem que é equivalente à taxa de contagem NEC, sendo $NEC = T^2/(T+R+S)$. O procedimento de teste utiliza metodologia similar ao parâmetro de SF e é realizado quando da aceitação do equipamento (foto 45). Periodicidade: anual.

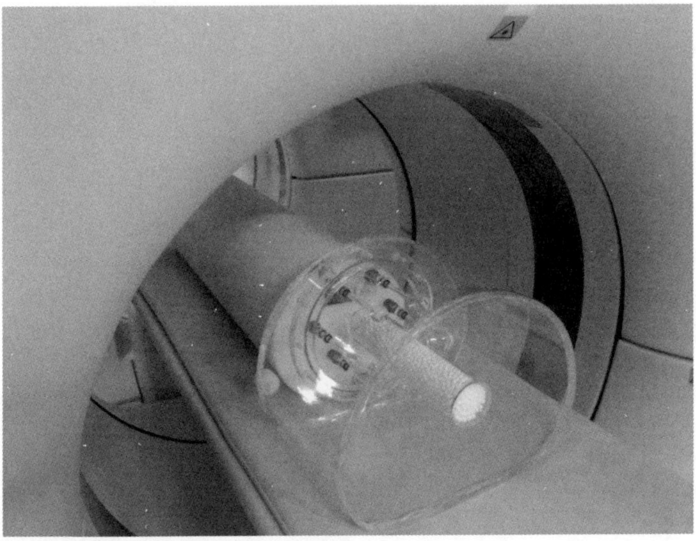

FOTO 45 – FANTOMA PARA TESTE DE NEC.
Imagem cedida pela Martini Science Ind. e Com. em Radioproteção Ltda.

Sensibilidade

A habilidade do sistema de contagem de radiação por segundo (cps), em função da atividade radioativa (μCi) por volume (ml), é determinada com o emprego de fontes lineares inseridas em diferentes varetas metálicas. A aquisição desse teste consiste na aquisição da fonte linear no centro do FOV, dentro da vareta mais fina. Na sequência, são repetidas as aquisições, com a inserção de uma vareta adicional, até que sejam realizadas todas as imagens com as cinco varetas. Cuidados de contaminação devem ser adotados quando da manipulação dessas fontes radioativas (foto 46). Periodicidade: anual.

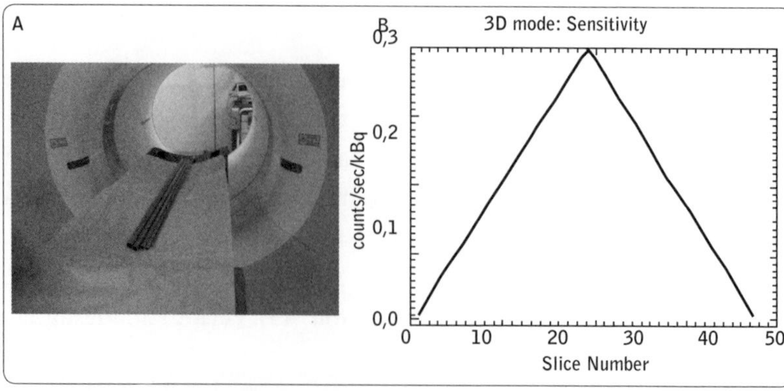

FOTO 46 – (A) FANTOMA DE SENSIBILIDADE E RESULTADO.
Imagem cedida pela Martini Science Ind. e Com. em Radioproteção Ltda.
(B) Fonte: *Discovery PET-CT 600/690*, cit., p. 23.

Qualidade de imagens

Dentro de um simulador cilíndrico, existem esferas com diferentes tamanhos. Dentro destas são inseridas as atividades radioativas com diferentes volumes com a mesma concentração (foto 47). Periodicidade: semestral, ou após a troca dos blocos de detectores.

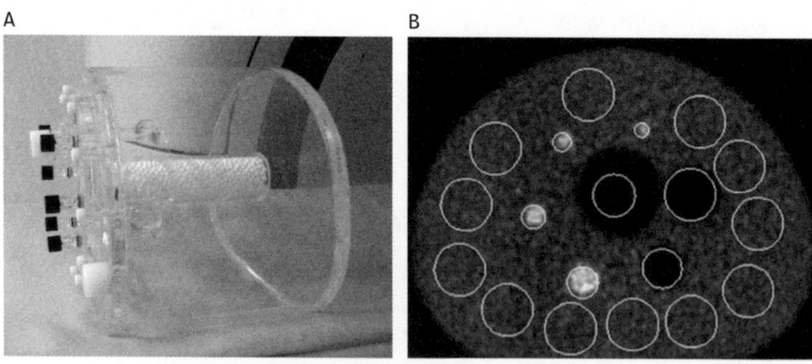

FOTO 47 – (A) SIMULADOR DE QUALIDADE.
Imagem cedida pela Martini Science Ind. e Com. em Radioproteção Ltda.
(B) IMAGEM DE TESTE.
Fonte: *Discovery PET-CT 600/690*, cit., p. 31.

Proteção radiológica

Limites de dose

De acordo com as normas do Comitê Internacional de Proteção Radiológica (ICRP), os limites de dose equivalente (H) de radiação dos trabalhadores não devem ultrapassar 20 mSv ao ano. Em apenas um ano é permitida uma dose de até 50 mSv, desde que o somatório em 5 não ultrapasse 100 mSv. Para os indivíduos do público, a dose anual é limitada a 1 mSv.

Quanto aos pacientes, em termos de legislação, não existe um valor limite de dose efetiva (E), porém a quantidade de radiação deve ser a mais baixa possível, em atendimento à filosofia do Alara (de *As Low As Reasonably Achievable*). A limitação da dose tem como finalidade minimizar a ocorrência de efeitos biológicos deletérios nos trabalhadores submetidos à radiação ionizante. Os valores de doses efetivas (E) nos exames de medicina nuclear são apresentados na tabela XVII.

TABELA XVII – VALORES DE DOSES EFETIVAS NOS EXAMES DE MEDICINA NUCLEAR

Exame	Radiofármaco	E (mSv)
Cintilografia óssea	MDP + ^{99m}Tc	4,2
Exame de corpo inteiro PET	^{18}F-FDG	10
Cintilografia de perfusão cerebral	HMPAO + ^{99m}Tc	7,0
PET cerebral	Água + ^{15}O	1,0
Cintilografia miocárdica de esforço	MIBI + ^{99m}Tc	10,0

Fonte: http://www.doseinfo-radar.com (acesso em 3-4-2012).

No caso de procedimentos com PET, as taxas de exposição são decorrentes da manipulação do F-18 quando da preparação das soluções radioativas, nas medidas de atividades no calibrador de dose, na injeção do fármaco, no posicionamento e retirada do paciente da mesa de exames. Devido à exposição radiológica, os trabalhadores devem ser submetidos a um programa de monitoração de radiação.

A avaliação mensal da dose equivalente é realizada com um dosímetro termoluminescente fornecido a cada trabalhador. Trabalhadores que venham a exceder a leitura de 1,0 mSv no mês devem ser submetidos a investigação pelo supervisor de proteção de radiológica, para a determinação das causas que levaram à dose de radiação.

Estima-se que, com a adoção de medidas de proteção radiológica, a dose equivalente do trabalhador seja de 10 uSv/paciente. Para uma carga de trabalho com 50 pacientes por semana, é possível que o valor mensal da dose do trabalhador alcance 2,0 mSv ao mês, maior do que o limite preconizado em termos de segurança. Esse fato implica a necessidade de minimizar o tempo de exposição às radiações pelos operadores dessa tecnologia. Na prática, um rodízio é implantado na distribuição das rotinas entre os colaboradores, de forma a limitar a exposição radiológica.

Apesar de as atividades radioativas em PET serem menores do que nos exames tradicionais de medicina nuclear, a dose de radiação aos trabalhadores é maior. Tal fato decorre da energia dos fótons de 511 keV originados no processo de desintegração dos pósitrons. Por exemplo, para exames com ^{99m}Tc, uma blindagem com 0,3 mm de chumbo (Pb) reduz a intensidade da radiação pela metade. No entanto, para ^{18}F, devido à sua energia de emissão, são necessários 5,0 mm de chumbo para reduzir o feixe incidente à metade de seu valor inicial. Portanto, com a finalidade de proteção radiológica são utilizadas barreiras de chumbo ou concreto para as blindagens das paredes, bem como proteções de tungstênio para serem utilizadas quando da administração das seringas com isótopos radioativos no paciente (foto 48). Outra maneira de proteção consiste no emprego de uma bomba infusora blindada, o que que permite uma expressiva redução de dose nos trabalhadores.

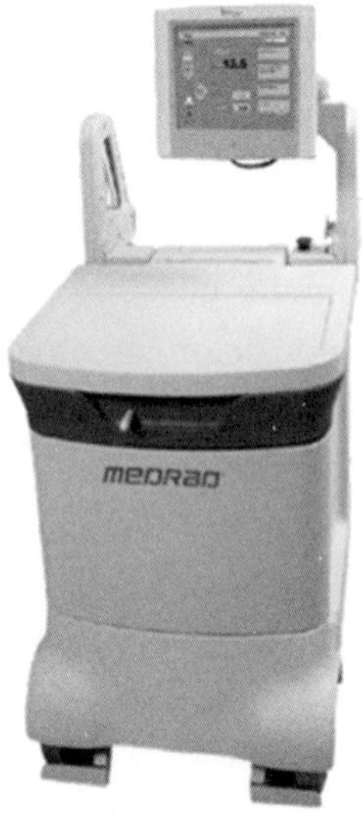

FOTO 48 – ADMINISTRAÇÃO DO RADIOISÓTOPO COM BOMBA INJETORA.
Fonte: imagem cedida pelo Serviço de Medicina Nuclear do Hospital Israelita Albert Einstein.

Legislação

Os Serviços de Medicina Nuclear (SMN) no Brasil são regidos por diversas regulamentações no que se refere à proteção radiológica. A autorização para o licenciamento é uma prerrogativa da Cnem, de acordo com a Norma 3.05. As características da instalação também devem estar de acordo com as disposições da RDC 38 e da RDC 50 da Anvisa.

No momento da implantação de um SMN, as condições de segurança dos trabalhadores devem atender aos requisitos do Ministério do Trabalho relativos à NR 32, a qual prevê a criação de um comitê interno de proteção radiológica.

Apesar do extenso e diversificado arcabouço normativo, as condições de segurança são fundamentadas pelo estabelecimento de um Plano de Proteção Radiológica (PPR), que é elaborado pelo SMN. O PPR reflete as condições da instalação quanto às características das blindagens, às normas internas de segurança, às condições de gerenciamento de resíduos radioativos, aos equipamentos de proteção, às situações de emergência e aos planos de ação.

Licenciamento PET/TC

Quando do processo de licenciamento junto à Cnem e a demais órgãos, faz-se necessário um memorial de cálculo, indicando a espessura de blindagem adotada nas áreas do PET/TC para paredes, pisos e tetos. Devido à energia da radiação, as proteções precisam ser de chumbo ou concreto. Não se devem utilizar massas baritadas, em decorrência da energia da radiação.

O memorial de cálculo é estruturado a partir das quantidades de exames semanais realizadas pelo SMN e quanto às atividades radioativas. As espessuras das blindagens devem, também, considerar o tipo de ocupação das áreas vizinhas às instalações do PET (público ou trabalhador), as distâncias das fontes para as vizinhanças e o fator de ocupação das áreas anexas (T). A esses cálculos devem ser adicionadas as blindagens relativas à TC.

Na fase de projeto, é fundamental que sejam realizadas as estimativas de blindagens, de forma a minimizar as exposições dos trabalhadores, com doses menores que 5,0 mSv/ano (para trabalhador) e 1,0 mSv/ano (para o público). Portanto, as espessuras das barreiras, dependendo do projeto, podem variar de poucos milímetros a 1,5 cm de chumbo, o que pode requerer um reforço estrutural da instalação. A análise criteriosa do projeto é essencial para a proteção radiológica e, também para a redução de custos de instalação.

No que se refere às áreas necessárias para o licenciamento, exigem-se aprovação prévia do projeto, estabelecimento do plano de proteção radiológica, comprovação da aquisição de dois detectores com sondas Geiger e de contaminações, calibrador de dose, fontes de calibração e caracterização das áreas tanto quanto sala de exames, box de injeção, DML e sala de manipulação.

As questões de proteção radiológica estão associadas às bases físicas e tecnológicas das modalidades de PET e TC nos processos de aquisição e processamento de imagens e, também, no controle de qualidade desses sistemas de diagnóstico. O que se preconiza é que esses conhecimentos em proteção radiológica possam ser transformados em habilidades, e estas sejam executadas de acordo com atitudes compatíveis com o exercício profissional, de forma que as doses de radiação dos pacientes e trabalhadores sejam as menores possíveis, em atendimento à filosofia do Alara.

Referências bibliográficas

AGÊNCIA NACIONAL DE VIGILÂNCIA SANITÁRIA. "Portaria/MS/SVS nº 453, de 1º de junho de 1998". Em *Diário Oficial da União*, Brasília, 2-6-1998.

BLANCK, Cheryl. *Understanding Helical Scanning*. Baltimore: Lippincott Williams & Wilkins, 1998.

BUSHONG, Stewart C. *Ciências radiológicas para tecnólogos*. 9ª ed. Rio de Janeiro: Elsevier, 2010.

COMISSÃO NACIONAL DE ENERGIA NUCLEAR. "NE 6.02 – Licenciamento de instalações radiativas". Em *Diário Oficial da União*, Brasília, 16-12-1984.

_______. "NN 3.05 – Requisitos de radioproteção e segurança para serviços de medicina nuclear". Em *Diário Oficial da União*, Brasília, 19-4-1996.

DISCOVERY PET-CT 600/690. Procedimentos de teste GE Healthcare. NEMA, 2007.

GOLDMAN, Lee W. (org.). *Syllabus RSNA Categorical Course in Diagnostic Radiology Physics: CT and US Cross-Sectional Imaging*. Oak Brook: RSNA, 2000.

HUDA, Walter & SLONE, Richard. *Review of Radiologic Physcis*. Filadélfia: Lippincott Williams & Wilkins, 1994.

MADSEN, Mark T. *et al.* "AAPM Task Group 108: PET and PET/CT Shielding Requirements". Em *Medical Physics*, 33 (1), janeiro de 2006.

MAHESH, Mahadevappa. "The AAPM/RSNA Physics Tutorial for Residents Search for Isotropic Resolution in CT from Conventional through Multiple-Row Detector". Em *RadioGraphys*, nº 22, julho de 2002.

_______. (org.). *MDCT Physics: the Basics – Technology, Image Quality and Radiation Dose*. Filadélfia: Wolters Kluwer Health/Lippincott Williams & Wilkins, 2009, p. 100.

McNITT, Michael. "Radiation Dose in CT". Em *RadioGraphics AAPM/RSNA Tutorial for Residents*, nº 22 (6), Chicago, 2002.

NOGUEIRA, Solange Amorim. *Comparação de sistemas PET 2D × 3D*. Dissertação de mestrado. São Paulo: Unifesp, 2009.

SAHA, Gopal B. *Basics of PET Imaging*. Nova York: Springer-Verlag, 2004.

SANTOS, Edvaldo. *Manual de tomografia computadorizada*. São Paulo: Corpus, 2007.

SEERAM, Euclid. *Computed Tomography: Physical Principles, Clinical Applications and Quality Control*. 3ª ed. St. Louis: Saunders/Elsevier, 2009.

SHREVE, Paul & TOWNSEND, David (orgs.). *Clinical PET/CT in Radiology*. Londres: Springer Science, 2007.

Índice geral